张金山 ◎ 著

A HANDBOOK OF PORTAL HYPERTENSION IN CHILDREN

小儿门脉高压答疑宝典

贵州科技出版社

图书在版编目（CIP）数据

小儿门脉高压答疑宝典 / 张金山著. -- 贵阳：贵州科技出版社，2021.9
　ISBN 978-7-5532-0971-5

Ⅰ.①小… Ⅱ.①张… Ⅲ.①小儿疾病—门脉高血压—诊疗 Ⅳ.① R725.441

中国版本图书馆 CIP 数据核字（2021）第 181720 号

小儿门脉高压答疑宝典
XIAO'ER MENMAIGAOYA DAYI BAODIAN

出版发行	贵州科技出版社
地　　址	贵阳市中天会展城会展东路 A 座（邮政编码：550081）
网　　址	http://www.gzstph.com
出版人	朱文迅
经　　销	全国各地新华书店
印　　刷	炫彩（天津）印刷有限责任公司
版　　次	2021 年 9 月第 1 版
印　　次	2021 年 9 月第 1 次
字　　数	100 千字
印　　张	4
开　　本	880 mm × 1230 mm　1/32
书　　号	ISBN 978-7-5532-0971-5
定　　价	46.00 元

天猫旗舰店：http://gzkjcbs.tmall.com
京东专营店：http://mall.jd.com/index-10293347.html

前　言

由于小儿门脉高压（全称为门静脉高压）并非儿童常见疾病，加之小儿门脉高压的发生、发展和治疗与成人的门脉高压存在巨大的差异，患儿家长很难在常见的专业书籍和教科书中看到有关小儿门脉高压的专业介绍。为了解决这个问题，便于患儿家长了解小儿门脉高压，笔者作为小儿门脉高压外科专家，特编写此书。笔者利用自身的专业知识，对本书中有关小儿门脉高压的知识进行了梳理、讲解和分析，对门脉高压患儿家长认识、理解门脉高压和护理门脉高压患儿具有重要的指导价值。

笔者具有 10 余年诊治门脉高压患儿的经验，本书总结归纳了笔者在临床工作中常见的与门脉高压患儿诊断、治疗、护理和生活密切相关的 39 个问题，并对其进行了专业的解答，旨在通过对这些问题的解答，为门脉高压患儿家长了解门脉高压、护理门脉高压患儿提供帮助和指导。门脉高压患儿家长通过阅读本书，可以提高对门脉高压的认识，最终起到早期诊断、早期治疗、预防出血、减少严重并发症发生等作用。本书采用浅显易懂的语言进行描述，并配备了大量图片加以解释，使非医学人士通过阅读本书也能对小儿门脉高压有相对专业的了解。为了降低普通人群阅读解剖图谱时的不适感，本书中的插图均为绘图，而非实物照片。

　　特别声明，本书虽为医学专业人员所撰，但并非医学官方机构发布的疾病诊疗指南，加之每个患者病情变化和严重程度不完全相同,在疾病诊治方面应以相关专业人员的意见为准。

北京协和医学院 医学博士

首都儿科研究所 普通(新生儿)外科

副主任医师

小儿门脉高压外科专家

张金山

2021 年 5 月

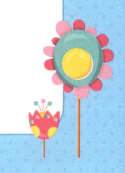

目 录

第一章　门静脉在哪儿? ……………………………………… *1*

第二章　门静脉的功能是什么? ……………………………… *3*

第三章　什么是门脉高压? …………………………………… *5*

第四章　为什么会患门脉高压? ……………………………… *9*

  一、流入受阻 ……………………………………………… *10*

  二、流经受阻 ……………………………………………… *12*

  三、流出受阻 ……………………………………………… *17*

第五章　患了门脉高压有什么表现? ………………………… *18*

  一、脾　大 ………………………………………………… *18*

  二、腹　胀 ………………………………………………… *19*

  三、腹壁静脉曲张 ………………………………………… *19*

  四、消化道静脉曲张 ……………………………………… *19*

  五、出血征象 ……………………………………………… *19*

  六、腹泻、体重增长缓慢 ………………………………… *20*

第六章　如何判断孩子有没有患门脉高压? ………………… *21*

第七章　患了门脉高压怎么治疗？ 24

第八章　患了门脉高压一定会出血吗？ 27

第九章　什么是静脉曲张？ 29

第十章　患了静脉曲张怎么治疗？ 31

第十一章　为什么会脾大？ 33

第十二章　脾大怎么治疗？ 37

第十三章　为什么会有腹水？ 40

第十四章　腹水怎么治疗？ 41

第十五章　为什么门脉高压患儿这么瘦？ 43

第十六章　怎么吃才好？ 45

第十七章　出血怎么治疗？ 47

第十八章　门静脉血栓能不能被移除？ 50

第十九章　门脉高压的手术指征是什么？ 53

第二十章　门脉高压患儿是否需要提前预防？ 56

第二十一章　什么是肝外门静脉梗阻？ 58

第二十二章　什么是门静脉海绵样变？ 59

第二十三章　患了肝外门静脉梗阻怎么办？ 62

第二十四章　小儿肝硬化性门脉高压跟成人的一样吗？ 64

第二十五章　小儿肝硬化性门脉高压怎么治疗？ 66

第二十六章　什么是先天性门体分流？ ……………………… 69

第二十七章　什么是先天性肝外门体分流？ …………………… 71

第二十八章　先天性肝内门体分流怎么治疗？ ………………… 75

第二十九章　什么是 Rex 手术？ ………………………………… 78

第三十章　　Rex 手术疗效如何？ ……………………………… 82

第三十一章　影响 Rex 手术疗效的因素是什么？ ……………… 85

第三十二章　Rex 手术什么时候做最好？ ……………………… 88

第三十三章　做完 Rex 手术后还需要做肝移植吗？ …………… 91

第三十四章　什么是 Warren 手术？ …………………………… 93

第三十五章　出现分流血管狭窄怎么办？ ……………………… 95

第三十六章　分流血管血栓形成后怎么办？ …………………… 98

第三十七章　如何选择手术方法？ ……………………………… 101

第三十八章　门脉高压手术后家庭护理应注意哪些方面？ … 103

第三十九章　门脉高压手术后复查应注意哪些方面？ ……… 105

附录　门脉高压手术后指导 ……………………………………… 107

参考文献 ……………………………………………………………… 109

第一章 门静脉在哪儿？

在认识门脉高压这个疾病之前，我们先了解一下门静脉在人体的具体位置。门静脉位于腹腔内，狭义的门静脉是指位于胰腺头部至肝脏之间的一条静脉通道；广义的门静脉是指门静脉系统，它广泛分布在腹腔重要的脏器之间，比如肝脏、脾脏、小肠和大肠之间。

医学上根据门静脉与肝脏的位置分为肝外门静脉和肝内门静脉。

肝外门静脉重要的分支血管有肠系膜上静脉、肠系膜下静脉、脾静脉和胃冠状静脉等（如图1）。

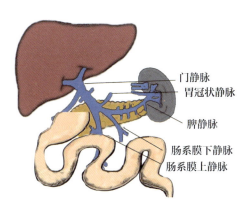

图1 肝外门静脉

肝内门静脉进入肝脏后主要分为左、右两个分支（如图2）。

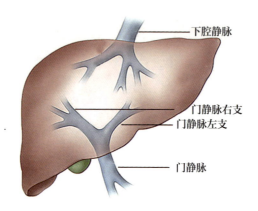

图2　肝内门静脉

我们都知道，人体的每一个微小结构都有它存在的作用。有些人可能不同意这句话，比如存在"阑尾就没用""日本人出生就切除阑尾"之类的言论，但现代科学已经证实了阑尾是人体的一个重要免疫器官，它不是可有可无的脏器。同理，门静脉的结构如此复杂，分布如此广泛，它的存在肯定有重要的作用。

第二章 门静脉的功能是什么?

门静脉是人体维持正常新陈代谢的重要"高速公路"。人体吃入食物以后,食物进入胃、小肠和大肠。如何将这些食物转化为人体能够利用的能量(腺嘌呤核苷三磷酸,即 ATP),是人能否正常生存、活动和工作的至关重要的内容(如图 3)。

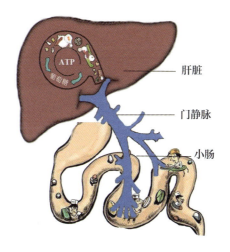

图 3 门静脉的功能

ATP 由腺嘌呤、核糖和 3 个磷酸基团连接而成,水解时释放出较多能量,是生物体内最直接的能量来源。人体产生 ATP 的重要部位是肝脏。

如何将胃肠道内的食物吸收后输送到肝脏，再将其转化为可供人体细胞直接利用的 ATP 呢？这就是门静脉的功能。

这个过程是怎么进行的呢？首先我们吃入的各种食物进入胃肠道，被分解为葡萄糖、蛋白质和脂肪等，通过肠壁内的血液交换，这些物质被输入门静脉在胃肠道上的分支血管。这些分支就像"小溪"一样，将一点点能量物质逐渐汇入门静脉这条"大江"中。最终这些能量物质通过门静脉进入肝脏，经过肝脏的转化变成 ATP，以供人体细胞使用。

门静脉的功能不仅是输送能量物质给肝脏这么简单，它还将胃肠道吸收的很多有害物质输送到肝脏进行处理。我们知道，很多药物说明书中都写着"该药经肝脏处理代谢"，这些药物就是在我们吃入以后，经过门静脉运输，进入肝脏进行代谢处理的。

我们几乎每天都会开车或坐车上下班，如果遇到路况不佳、道路不通畅等问题难免很焦急。门静脉作为人体重要的"高速公路"，如果它出了问题，对我们的影响也是非常大的，而最直接的表现就是门脉高压。

第三章 什么是门脉高压？

我们在日常生活中，经常听见周围的人说，谁谁有"高血压"。高血压是当前中老年人患病率最高的疾病之一。在临床工作中，笔者经常会听到家长问"门脉高压会不会导致高血压？""我的孩子是门脉高压，他血压高不高？"之类的问题。在讲门脉高压之前，笔者先解答一下这些家长的疑问。

首先，我们常说的"高血压"是指体循环的压力异常升高。那么问题又来了，什么是体循环？

为了理解这些问题，我们需要了解人体的血流通道。其中两个通道特别重要：

体循环： 从左心室出发的富含氧气的血液经动脉进入人体其他部位，这些"动脉血"的压力相对较高。最终通过低压的静脉回流入右心房。简而言之，就是从心脏出发的血液流经全身以后又流入心脏，这些血液"走"过的路程就是体循环。

门静脉循环： 来自心脏的血液流经消化系统，吸收了被消化的营养物质后，经门静脉系统进入肝脏。最终，经肝脏处理后，回流入心脏。这些血液从消化系统吸收营养物质开始到进入肝脏的整个过程，就是门静脉循环（如图4）。

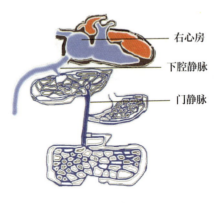

图4 门静脉循环

体循环的压力可以用臂式血压计测量。我们去体检或去医院检查时,医生或护士通常需要我们伸出手臂来测量肱动脉的压力(如图5),其原理就是肱动脉是距离心脏最近的位于体表的一根大动脉,它的压力能够代表心脏的压力。但体循环和门静脉循环是两个不同的血管通道,因此体循环的压力升高与门静脉循环的压力无关。

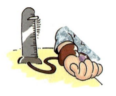

图5 测量体循环的压力

但门脉高压是不是一定不会影响体循环的压力呢？答案是否定的。在一些严重的门脉高压情况下，会引发血压降低，比如门脉高压引发上消化道出血，导致血容量降低，会出现血压下降的情况；门脉高压形成侧支循环，导致血管活性物质经肝脏灭活减少，使血管活性物质大量进入体循环，引发肺动脉高压、心力衰竭，最终会出现血压降低的情况。以上都是极其严重的门脉高压情况。下面还是言归正传，什么是门脉高压呢？

我们先了解一下门静脉压力是怎么产生的。我们都知道人们常说的"血压"，也就是上文提到的体循环的压力，是由心脏的收缩和舒张力量作用于血管壁所产生的。而门静脉系统不像体循环系统存在心脏这样的"永动机"，其压力的产生受门静脉系统血流、肝内血管阻力和肝静脉流出道阻力的共同影响。其中任何一项出现异常，均会导致门脉高压。

门脉高压是指门静脉系统的压力异常升高。但门静脉压力一般不能直接测量，门脉高压的程度可以由其引发的症状评估。随着医学的发展，在较小的痛苦下，通过介入的方法可测量门静脉压力，这是明确门静脉压力最可靠的方法之一。但做介入手术需要局部麻醉或全身麻醉，经大腿部或颈部的静脉插管进入门静脉测量其压力，虽然是微创但还是有创伤的（如图6）。因此，判断有没有患门脉高压，通常看患者有没有出现门脉高压症状，下面章节会讲到有关门脉高压症状的问题。

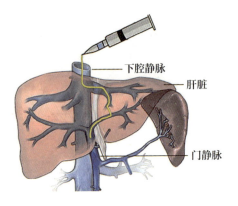

图 6 测量门静脉压力

第四章 为什么会患门脉高压？

这是每一个门脉高压的患者及其家长均会询问的问题。同时也是医生为了有效治疗门脉高压患者需要弄明白的问题。

前面章节我们已经讲了门静脉与肝脏的关系（详见第三章）：门静脉收集的腹腔脏器血液进入肝脏，最终经肝静脉、下腔静脉回流入右心房。为了解释清楚这个过程，笔者比较喜欢用公路来比喻这些通路，因为这跟我们日常生活息息相关，所以比较好理解。在这里笔者把门静脉比喻为"高速公路1"，而肝脏是这条"高速公路"上的"收费站"，肝静脉和下腔静脉是"收费站"后的"高速公路2"，右心房是我们的"目的地"（如图7）。如果"高速公路1""收费站""高速公路2"和"目的地"中的任何一个出了问题，均会导致"高速公路1"出现拥堵，而对于门静脉来说就是引发门脉高压。

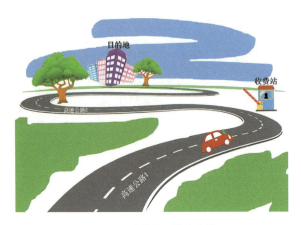

图 7　公路模拟门静脉血流

事实上，门静脉血液流入、流经或流出肝脏受阻均会引发门脉高压，这是由于门静脉压力受门静脉系统血流、肝内血管阻力和肝静脉流出道阻力的共同影响。血流受阻会对门静脉血管产生反作用力，导致门静脉血管压力升高。

一、流入受阻

流入受阻，即"高速公路1"出了问题。常见于门静脉血栓（如图8），血栓堵塞门静脉导致门静脉入肝血流受阻（门静脉梗阻），进而引发门脉高压。

第四章 为什么会患门脉高压？

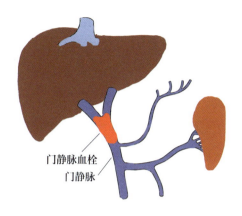

图 8　门静脉血栓

门静脉血栓形成的因素有很多，最常见于出生数周的新生儿，比如经脐静脉插管输液，引发脐静脉炎，蔓延到门静脉引发门静脉炎（脐静脉与门静脉相通），最终导致门静脉血栓。这种情况是国外常报道的并发症，但在我国对新生儿采用脐静脉输液的情况较少，笔者通过对每一个来院诊治的门脉高压患者家长询问后发现，几乎没有患者在新生儿期间有经脐静脉插管输液史，所以这个情况是不是我国患儿门静脉血栓形成的原因，还需要进一步探讨。但临床经验告诉笔者，在我国脐静脉输液或脐静脉炎不是门静脉血栓形成的重要原因。

那么还有没有其他原因呢？另一个值得怀疑的原因就是凝血功能紊乱。顾名思义，就是血液更容易凝固形成血栓，这可能跟遗传因素或遗传物质突变有关。我们研究发现，门静脉梗阻患儿的蛋白 C、蛋白 S 和抗凝血酶Ⅲ水平明显低于正常儿童，而这三种物质被称为抗凝血物质，就是避免血液凝固的物质，如果它们减少，会导致血液更容易凝固，发生门静脉血栓的风险就会增加。目前抗凝血物质减少的情况常在门静脉梗阻患者中出现。但抗凝血物质检查还不是门诊的常规检查手段，导致抗凝血物质的减少不能被及时发现。

其他比较少见的原因还有门静脉压迫（比如胆总管囊肿、胰腺肿瘤等）和门静脉瘤栓（比如肝脏恶性肿瘤）等。

对于门静脉梗阻引发门脉高压的患者，其肝功能一般是正常的，但随着入肝血流减少，肝脏缺血加重，肝功能最终会出现异常，这是一个很漫长的过程。

二、流经受阻

流经受阻，即"收费站"出了问题。这种情况常见于肝硬化（如图9）。小儿肝硬化性门脉高压病因有别于成人，引起小儿肝硬化性门脉高压的原因主要有肝炎、代谢病、胆汁淤积和先天性肝纤维化。

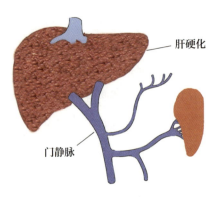

图9　肝硬化

(一) 肝炎

小儿肝硬化与成人相似，乙型肝炎病毒感染是导致小儿肝硬化的重要原因，多由母婴传播和家庭内密切接触引起。小儿丙型肝炎病毒感染不多，占小儿肝硬化的12.9%~14%，多系血源传播。肝炎后肝硬化是由肝炎病毒引起的慢性进行性肝病。肝炎病毒长期、反复损害肝细胞可导致肝纤维化，随着肝细胞不断坏死与再生而反复进行，最终形成弥漫全肝的假小叶，并导致肝内血液循环改建和肝功能障碍而形成肝硬化。小儿肝炎后肝硬化是肝硬化性门脉高压的重要病因之一，其引发门脉高压的机制是：①肝内增生的纤维束和再生的肝细胞结节挤压肝小叶内的肝窦，使其变窄或闭塞，导致门静脉血流受阻；②肝内假小叶压迫小叶下静脉（如图10），使肝窦内血液流出受阻，进而影响门静脉血液流入肝窦；③肝小叶间门管区的肝动脉小分支与门静脉小分支之间的动静脉交通支开放，使压力高的肝动脉血流入门静脉内。

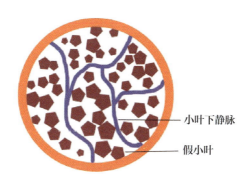

图10 假小叶压迫小叶下静脉

(二)代谢病

肝豆状核变性是导致小儿门脉高压的重要原因之一,该病是一种铜代谢障碍性的常染色体隐性遗传病。该病患儿由于体内铜的运输及分泌功能受损,过量的铜沉积引起肝损伤,甚至形成肝硬化(如图11)。铜沉积诱导的肝损伤,刺激肝星状细胞的过度活化和增殖,以及基质降解酶活性的减弱可能是肝豆状核变性引发肝纤维化启动与进展的重要机制之一。肝豆状核变性通过铜在肝脏内的沉积引起肝纤维化,肝脏内小叶结构的改建引起门静脉血流入肝阻力增加,最终导致门脉高压。

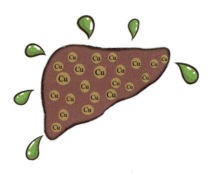

图 11 铜在肝脏内沉积

(三)胆汁淤积

导致小儿胆汁性肝硬化的最常见原因有胆道闭锁、胆总管囊肿和进行性家族性肝内胆汁淤积,尤其以胆道闭锁(如图12)导致的肝硬化最为常见,约2/3的胆道闭锁患儿在肝门空肠吻合术(Kasai手术)后会发生肝纤维化,最后发展为门脉高压。胆道闭锁患儿如不进行手术治疗最终都会因肝硬化性门脉高压引起的消化道出血而致死。国内报道小儿胆汁性肝硬化主要由先天性胆道闭锁引起者占 12.5%~13.4%。胆道闭锁术后发生肝纤维化是导致胆道闭锁预后不佳的重要因素，通常认为胆道闭锁术后发生肝纤维化与免疫、病毒感染和胆道形成异常有关。胆总管囊肿合并肝硬化的发病率亦较高，但大多数胆总管囊肿患儿经治疗后，肝损伤能得到逆转，故胆总管囊肿引发门脉高压的报道较少。

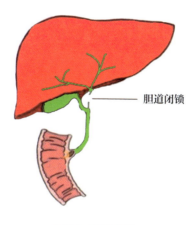

图 12　胆道闭锁

（四）先天性肝纤维化

先天性肝纤维化是一种少见的先天性常染色体隐性遗传性肝脏疾病，病变多累及整个肝脏，常伴发肝内胆管多发囊状扩张（如图 13），并认为其与基因突变位点位于 6P 染色体上的常染色体隐性遗传性多囊肾关系密切。有研究表明，先天性肝纤维化可发生于少数基因突变位点位于 16q 染色体上的常染色体显性遗传性多囊肾患者中。门脉高压是先天性肝纤维化的主要表现，但先天性肝纤维化与门脉性肝硬化是完全不同的疾病。先天性肝纤维化主要表现为肝小叶呈完整无损状态，但门管区极度纤维化，纤维化组织粗糙，部分呈透明变性，纤维条索中可见已硬化的门静脉、肝动脉分支和增生的小胆管。小叶间胆管板损害对先天性肝纤维化的发病有重要意义，可导致肝内胆管增生和纤维化。多数学者认为，先天性肝纤维化多发生于儿童期，其中约75%患者发病年龄小于15岁。目前认为，先天性肝纤维化最基本的异常是胆管板畸形，因门静脉和胆管的发育存在紧密关系，当胆管周围胶原增多时，会造成门静脉周围门脉样组织增加，门静脉区纤维化，使门静脉受压和分支异常，继而引起门静脉发育不全或分支退化，最终导致门静脉压力升高。

对于这种肝硬化性门脉高压，在早期即出现肝功能受损，表现为肝功能的异常，而且随着肝硬化加重，肝功能的异常会逐渐加重。

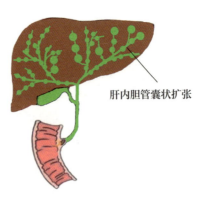

图 13　肝内胆管囊状扩张

三、流出受阻

流出受阻,即"高速公路 2"和"目的地"出了问题。肝静脉和(或)下腔静脉梗阻会导致血液流出肝脏受阻,进而引发门脉高压(即布-加综合征)。它是由各种原因导致肝静脉或其开口以上下腔静脉阻塞性病变引起的(如图 14),常伴有下腔静脉高压的一种肝后门脉高压综合征,表现为肝脏增大、大量腹水和消化道出血等。另外心力衰竭也会引起下腔静脉血回流受阻,进而引发门脉高压。该疾病在儿童中极为罕见。一般在疾病起始时,肝脏是正常的,但随着肝静脉梗阻加重,血液淤积在肝脏内,导致肝脏被破坏,从而影响肝功能。

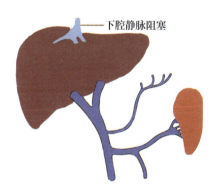

图 14 下腔静脉阻塞

第五章　患了门脉高压有什么表现？

通常在门脉高压的早期，患者没有任何明显的表现，因此很难察觉。在临床中，很多儿童早期出现血小板计数降低的情况，但家长仅仅以为是感冒之类的病症，没有给予重视。偶然检查腹部发现脾脏增大，然后带孩子去血液科检查，排除血液系统疾病后，才考虑门脉高压。所以很多门脉高压患儿在确诊之前，都走了很多弯路。为此，笔者撰写本章，希望存在以下情况的患儿家长警惕。

门脉高压的表现包括以下几种。

一、脾　大

脾脏的压力升高会引起脾脏的体积增大。脾脏的作用之一是破坏和吞噬老化的红细胞和产生新的红细胞。当脾脏增大时，它会比正常情况下从门静脉血液中清除的红细胞更多。受影响最明显的就是血小板，而血小板的主要功能是促进血液凝固。当血小板计数降低时，出现凝血功能紊乱，会发生皮肤淤点和鼻出血，有时甚至更严重。关于脾大具体的发生原因和治疗，详见第十一章、第十二章。

二、腹　胀

腹胀也许是因脾大或肝大引起的，这是一个逐渐发生的过程，一般不会很严重。当产生腹水时，腹围可能突然增大。腹水是腹腔内液体异常增多所致。由于门静脉压力升高，使血液内的液体成分经薄弱的血管壁进入腹腔脏器的间隙，最终导致腹水。关于腹水的发生原因和治疗，详见第十三章、第十四章。

三、腹壁静脉曲张

腹壁静脉曲张多因腹胀所致，但也可能是其他原因所致。当门静脉血回流受阻，其余静脉会产生侧支循环来绕过梗阻部位进入体循环。如果这些侧支循环发生在皮肤表面，这些静脉就很容易被看见。

四、消化道静脉曲张

上文所说的"侧支循环"也会发生在消化道。侧支循环明显扩张会引发静脉曲张，其外观和人们常见的下肢静脉曲张很相似。当静脉曲张出现在食管或胃壁黏膜时，容易引起血管壁破裂而出血。

五、出血征象

出血常引发疲劳感、呼吸急促和面色发白。出血表现为呕吐物中带血或大便带血或黑便。当突然大量出血时，会出现腹痛、眩晕，甚至晕倒等情况。如果出现以上情况，必须马上到医院就诊。关于出血的治疗，详见第十七章。

六、腹泻、体重增长缓慢

门脉高压患儿肠壁的血管会扩张，导致吸收消化食物的能力下降，从而引发营养障碍、体重不增或增加缓慢、大便频繁或腹泻等情况。

第六章 如何判断孩子有没有患门脉高压？

如何判断有没有患门脉高压对于门脉高压高危人群至关重要，如果能早期确诊门脉高压，早期采取预防措施，虽然不能治愈门脉高压，但对于预防和治疗门脉高压出血等严重并发症有重要的作用。

诊断门脉高压通常需完善以下部分或全部检查。

一般体格检查：主要检查肝脏的大小、质地；脾脏的大小；腹壁皮肤有无浅静脉怒张；有无肝掌和蜘蛛痣。在临床工作中，笔者常听到家长说"孩子肚子一直比其他孩子大""我摸到孩子的脾挺大的"等。这些家长都值得表扬，因为他们都很细心，能够发现孩子的异常。如果做得更好点，就应该带孩子去医院找专业医生（比如消化内科或普通外科）给孩子做详细检查。后面的检查都是比较专业的，需要医生去完成，之所以列出来，是希望家长对其有一个直观的了解，更有利于对病情的判断和治疗。笔者认识的一位老医生说的一句话很好，"家长是孩子最好的医生"。虽然事实上不完全正确，但充分表达出了家长因为对自己孩子关心，所以对孩子的各种异常都能比医生发现得早。而及早发现又有利于及早治疗和病情的恢复。

血液检测：包括血常规、凝血功能和肝功能检查。对于每项检查的意义和异常原因在此不做详细讲解，因为这是专业人士需要知道的内容。作为患者家长只需要知道哪些异常表明孩子可能患了门脉高压就行。其中最常见的就是血小板计数降低，通常在门脉高压出血前的很长时间，患儿就存在血小板计数降低的情况。所以对于血小板计数降低的孩子应该警惕其患门脉高压的可能。而肝功能检查主要是看有无肝脏损伤和肝脏损伤的程度，常用于排查有无肝硬化。其中最主要的指标是谷丙转氨酶和谷草转氨酶，它们的升高说明患者存在肝损伤。

超声检查：用于明确肝脾大小、门静脉内血流方向及速度、门静脉形态。超声检查是当前诊断门脉高压的重要依据。笔者目前诊治的所有患者，几乎都是在首次做超声检查时就发现门脉高压。超声检查是一种常规检查手段，而且无创。

内镜检查：需要在全身麻醉或局部麻醉下进行。内镜经过口腔、食道和胃，进入肠腔。在内镜下，医生可以直接观察食管–胃底静脉曲张的表现和程度。这个检查在确诊门脉高压过程中，不是必需的，多在确诊门脉高压以后，为确定食管–胃底静脉曲张的程度而做。另外，对于因食管–胃底静脉曲张引起血管壁破裂而导致上消化道出血的患者，该检查还可用于止血治疗。

乙状结肠镜检查或直肠镜检查：内镜经肛门进入直肠、乙状结肠，用于观察下消化道静脉曲张的情况。一般来说，该检查在患儿出现便血时进行，以排查有无其他肠道疾病导致便血的情况。便血是小儿普通外科、消化内科和肛肠科门诊常见的就诊原因。绝大多数患儿便血是由便秘引发的肛裂出血导致的，这种情况一般便血量较少，常在粗硬的大便表面带血，少数患儿便血量比较多，难以和肠道出血相区分。另一种少见的肠道出血情况见于梅克尔憩室或肠重复畸形，这是由于肠黏膜内存在异位胃黏膜，其分泌蛋白酶腐蚀肠黏膜导致肠道出血。这种患儿便血量较多，严重者可能出现休克，较难与门脉高压引发的上消化道出血相区分。还有结肠息肉，也可能导致便血量较多。所以，便血患儿是否存在门脉高压还需要专业人士判断。门脉高压引发的出血常表现为呕血和黑便，较少排鲜血便。只有在短时间内较大量出血时，才可能排鲜血便，通常这种情况下患儿接近休克的边缘或已经休克。因为只有快速出大量鲜血，血液才可能流入肠道，排出体外。

对于不存在相关肝脏疾病的门脉高压患儿，还需要完善以下检查。

血管造影：全身麻醉下，将穿刺导管穿入腹股沟处（或颈部）的静脉内，将造影剂注入静脉。因为X线穿不透造影剂，通过造影剂在X线下所显示的影像可以诊断血管病变。这是一种介入的血管造影方法，此方法是有创的，不是常规的检查方法。门静脉血管的显影通过腹部增强CT（计算机断层扫描）或增强MRI（磁共振成像）就能显示，因此较少通过血管造影来明确。

增强CT或增强MRI：将造影剂经患儿上肢静脉注入体内，做CT或MRI，显示腹部血管及脏器的影像。该方法是继超声检查后的另一个常规诊断方法，它的结果不像超声检查一样受超声医师的经验所限，能客观地显示血管及脏器的影像，便于专业医生直观地判断门静脉、肝脏和脾脏的情况。

第七章　患了门脉高压怎么治疗？

在门脉高压早期，症状比较轻微时，可不采取治疗措施，以预防观察为主。笔者经常会遇到门脉高压患儿的家长很焦急地问："张大夫，我们家孩子这个病要不要赶紧做手术？""不做手术，等下去是不是更严重了？""不做手术，有没有什么药物能控制？"面对如此严重的疾病，笔者很理解这些家长焦急的心情，大家都希望孩子通过治疗能够及早康复。但有时笔者的回答往往会令他们失望，笔者作为一名医生看到家长的反应有时也有些无奈。为了让家长更好地理解门脉高压的治疗，笔者特意撰写了这一章，希望对门脉高压患儿的家长有所帮助，帮助他们克服恐惧和焦虑。

门脉高压这个疾病一旦得了，很难彻底治愈。与其说门脉高压是一种疾病，不如说门脉高压只是一些疾病的最终症状。为什么这么说呢？因为门脉高压是肝脏、门静脉、肝静脉，甚至心脏出现问题后引发的门静脉血对门静脉血管壁的作用力增大。初中物理课，其中有一节课讲作用力和反作用力：当你推物体时，物体会给你反作用力。门静脉血管壁和门静脉血的关系亦是如此（如图15）。门静脉血淤滞导致门静脉血对门静脉血管壁的作用力增大，就引发了门脉高压。所以如果想从根本上治疗门脉高压，就需要解决门静脉血淤滞的问题,而肝硬化、门静脉血栓、心力衰竭、肝静脉梗阻等都会导致门静脉血淤滞。这些疾病均是十分严重的疾病,几乎除了器官移植之外没有任何好的治疗方法。然而,由于供体较少、花费巨大、手术成功率并非100%、术后出现的排异反应及并发症等一系列问题,导致器官移植手术并不是随意能开展的治疗手段。所以门脉高压患儿的家长应该对门脉高压有一个充分的认识,我们和门脉高压的战争是一场"持久战",而不是通过一次手术就能彻底解决的。

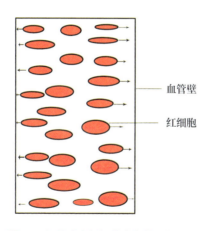

图 15　门静脉血与门静脉血管壁的关系

简单来说,当前对于门脉高压的治疗绝大部分都是针对门脉高压并发症的治疗,比如脾大、脾亢(全称为脾功能亢进)、出血、腹水、营养障碍和发育不良等。因此,如果这些并发症的症状比较轻,可不采取治疗措施,以定期观察、随访为主,但具体治疗方案应由专业医生决定。

如果存在潜在的引发门脉高压的因素（比如肝硬化、肝功能异常、肝脏肿瘤等），需要进行相应的治疗，以避免病情进一步加重。如果门脉高压患儿出现出血的症状，必须进行治疗，以避免因出血导致休克，甚至死亡。在20世纪90年代之前，我国医疗条件较差，很多门脉高压患儿出血不能得到及时救治，最终死亡。进入21世纪后，我国整体医疗水平和人民生活水平显著提高，使门脉高压患儿能得到及时救治，因此门脉高压出血致死的案例明显减少。但门脉高压出血依然是导致门脉高压患儿死亡的主要原因。

如果门脉高压引发腹泻或营养不良等情况，营养师将建议患儿改变饮食结构，以促使其能够获得更多营养利于生长发育。关于门脉高压患儿如何吃能补充营养，详见第十六章。

第八章 患了门脉高压一定会出血吗？

不一定。笔者在门诊经常遇到患有门脉高压但没有出血的人来就诊。临床上，有部分门脉高压患者可能很多年不出现任何症状。可能有人觉得挺奇怪。其实门静脉除了自身的一些分支以外，当发生门脉高压时，在门静脉循环和体循环之间，会形成很多"侧支循环"（如图16）。比如门静脉和奇静脉之间的食管-胃底静脉，这是引发门脉高压出血的主要部位；还有脐周静脉丛，之所以门脉高压患者会出现腹壁浅静脉怒张就是因为存在这个侧支循环；还有腹膜后静脉丛和直肠肛门处的直肠周围静脉丛。这些"侧支循环"的存在一方面是引发门脉高压症状的重要因素（比如食管-胃底静脉曲张破裂出血），另一方面也是人体为缓解门脉高压的一种代偿机制。这些"侧支循环"沟通了门静脉和体静脉系统，有利于降低门静脉压力，改善门脉高压症状。如何理解这个问题呢？我们都知道"黄河改道"的历史，黄河是中华民族的母亲河，自神话时代就有大禹治水的传说。但因为黄河从上游携带了大量的泥沙，导致下游经常淤滞堵塞，使古代人民常因黄河泛滥而流离失所，甚至引发朝代更迭。"黄河改道"就是黄河应对黄河下游河道堵塞的一种自然措施。所谓"水无常形""水因地而制流""水之行避高而趋下"就是这个道理。同理，对于门静脉血亦是如此,门静脉血流受阻,门静脉血就需找其他回心的通路。

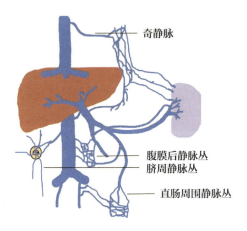

图 16 门静脉的侧支循环

如果"侧支循环"出现在体内不容易出血的部位(比如腹膜后、脐周),门静脉血能安全地流入体循环,自然就降低了门静脉压力。出血仅仅发生在那些血管壁薄弱的静脉曲张部位,比如食管或胃黏膜。

第九章 什么是静脉曲张？

门静脉与体静脉之间的"侧支循环"开放，就会引发静脉曲张。静脉曲张发生的位置包括：门静脉和奇静脉之间的食管－胃底静脉；门静脉、脐静脉和上下腔静脉之间的腹壁静脉；门静脉和下腔静脉之间的腹膜后静脉；门静脉和髂静脉之间的直肠周围静脉。其中食管－胃底静脉曲张（如图17），是导致门脉高压出血的主要原因。这主要是因为食管和胃黏膜下的静脉血管壁较薄，加之胃液腐蚀和食物的物理划伤，使本就薄弱的血管壁破裂，进而引发出血。

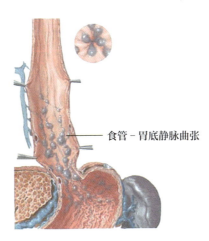

图17　食管－胃底静脉曲张

因食管和胃距离口腔较近，门脉高压出血常以"呕血"为主要表现：大量出血进入胃后，导致胃不能及时排空，引发胃动力不足，导致胃体和食管的逆蠕动，最终表现为"呕血"。部分患儿出血量较少，胃可以将血液正常排空至肠道，经肠道的消化作用，最终从肛门排出，表现为"黑便"或"柏油便"。极少数的门脉高压患儿出血量特别巨大，胃内残留的血液源源不断地进入肠道，加之血液对肠道的刺激作用，使肠蠕动加快，导致排出"鲜血便"，这种情况下患儿基本已经是休克状态。

其他部位的静脉曲张，一般不会引发严重症状。

第十章 患了静脉曲张怎么治疗？

对于静脉曲张的治疗，当前多针对引发出血症状的食管-胃底静脉曲张进行治疗，其他部位的静脉曲张因不会引发不良症状，一般不做处理。

针对食管-胃底静脉曲张，通常采用上消化道造影和内镜进行诊断。其中上消化道造影是经口腔喝入一种造影剂（钡餐），利用造影剂在X线下不透视的原理，显示食管和胃壁的形态影像。如果显影边缘不光滑，呈锯齿状或串珠状即可诊断食管-胃底静脉曲张（如图18）。临床上，根据边缘不规则的程度和串珠的形成及多少进行严重程度分型。因为这是专业人士的知识范围，在此不再详述。内镜检查（食管镜和胃镜）与上消化道造影相比，痛苦较大，容易使人产生不适感，是一种手术操作，但可以在内镜直视下观察食管-胃底静脉曲张的情况和程度，较上消化道造影更加准确，而且对于静脉曲张严重的地方还可以套扎或注入硬化剂进行治疗。

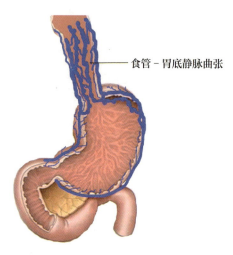

图 18　食管－胃底静脉曲张

一般来说，对于食管－胃底静脉曲张程度比较轻者，以预防措施为主，比如注意饮食和吃些保护胃黏膜的药物（如磷酸铝凝胶、奥美拉唑），以避免胃酸腐蚀和食物划伤血管壁。但对于静脉曲张程度重者，出血风险大，还是应该采取必要的治疗措施，比如通过内镜注入硬化剂或套扎，或经专业医生评估后采取手术治疗。

第十一章 为什么会脾大？

脾大是门脉高压的一个重要体征。通常来说，脾大的人不一定患门脉高压，但门脉高压患儿一定会存在脾大的现象。为什么这么说呢？这是因为引起脾大的原因除了门脉高压外还有很多，最常见的就是血液系统疾病（如遗传性球形红细胞增多症、戈谢病、地中海贫血等）。笔者接诊的部分患儿在来普通外科治疗前，有去血液科进行骨髓穿刺检查，排除血液系统疾病的经历。那么有人可能会问，有没有门脉高压合并血液系统疾病的案例？就目前笔者诊治的 1000 余例门脉高压患儿，还未发现门脉高压合并血液系统疾病的案例。但有一点需说明，血液系统疾病可能会引发凝血功能紊乱，或者化疗药物损伤静脉血管也有引发门静脉血栓的风险，不过这种门脉高压一般都是继发于血液系统疾病（比如遗传性球形红细胞增多症行脾切除术后，发生门静脉血栓，并非少见的案例）。

脾大是早期发现门脉高压的指征之一。很多患儿在确诊门脉高压之前就已存在脾大现象。脾大是门脉高压的一种直接表现。与脾脏连通的脾静脉是门静脉系统的一根重要血管，门脉高压常引发脾静脉的压力升高，导致脾脏血液回流受阻，从而引起脾脏增大。在此，大家可以将脾脏想象成一个"水袋"。其实脾脏是人体的一个"血袋",存储了大量的血液。如果不断地往"水袋"内注入水,"水袋"自然就会逐渐增大。脾脏增大亦是这个原理(如图19)。

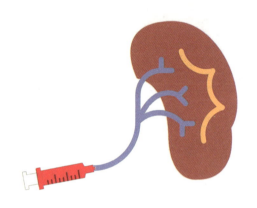

图19 脾脏增大原理1

脾脏是人体重要的免疫器官,它最主要的功能是清除血液里的病菌以及衰老、死亡的细胞,给血液增加新的活力。同时可以制造免疫球蛋白、淋巴细胞等免疫物质,帮助人体增强免疫力。

除了门静脉压力增高导致脾脏血液瘀滞之外,脾脏吞噬较多的红细胞亦是导致脾脏增大的重要原因。就如一个人平常每顿饭只吃一碗饭,现在因为米太多,为了避免浪费,让他每顿吃两碗甚至更多,久而久之这个人的体重就会增加,进而变成一个肥胖人士。脾脏增大也是这个原理(如图20)。

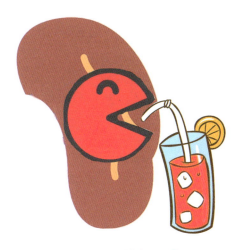

图 20　脾脏增大原理 2

有人可能会问:"既然脾脏增大了,它制造免疫蛋白和淋巴细胞等免疫物质的能力应该增强才是,为什么我们家孩子更容易感冒、发烧了呢?"事实确实如此,门脉高压患儿比正常儿童抵抗力更差,更容易感冒、发烧。笔者在临床上就经常遇到这种情况,患儿入院以后经过一系列检查,可以安排手术了,常常在手术前一天孩子感冒了,导致手术不得不推后。然而,同病房其他疾病的患儿并未出现这种情况。遇到这种情况不只家长很焦虑,医生也很无奈。为了解释这些,还是以"肥胖人士"来举例吧。大家都知道,肥胖人士的体重很大一部分并非来自增强体格的肌肉,而是脂肪。而过多脂肪与健壮的肌肉相比,肯定是不健康的。日常生活中,我们也会发现,很多肥胖人士的抵抗力并不比瘦的人好。对于脾大也是这个道理,虽然脾脏体积增大了,但其增大的部分都是不健康的或多余的"血窦",而非产生免疫细胞的"脾索"。同时因为"血窦"的增大,可能还会压缩"脾索"的空间,导致"脾索"产生免疫细胞的功能降低。

第十二章 脾大怎么治疗？

家长经常会问："张大夫，我们家孩子脾这么大，你说不做手术有没有危险？有没有药物能控制？脾切了行不行？"针对家长的这些疑问，笔者特意撰写这一章来解答这些问题，希望能对他们有所帮助。脾大的原理笔者已在上一章中进行了详细的讲解（详见第十一章），如果能够理解的话，不难发现，导致脾大的根本原因还是门脉高压，所以不解决门脉高压，脾大是不会改善的，甚至还会越来越严重。对于门脉高压存在出血症状的患儿，肯定需采取手术治疗，手术后脾大自然会缓解。但对于门脉高压存在脾大，又达不到手术指征的患儿该怎么办呢？有上述疑问的通常是这类患儿的家长。

首先，脾大肯定是危险的。运动、摔伤和磕碰都会导致脾破裂的风险增加。所以对于脾大的患儿，笔者建议还是限制运动，也不是不能运动，散步或平稳较慢地走是可以的，但应该避免剧烈运动（比如跑步或篮球、足球等多人运动）。对于脾脏巨大的患儿，比如达到脐部，甚至超过脐部者，应避免运动。因为这种情况下，微小的外力就可能导致脾破裂。当然脾脏这么巨大的门脉高压患儿极其少见。

目前，没有任何药物可以有效控制门脉高压患儿的脾脏增大。

看到这里，可能很多家长会有些失望。孩子既不能手术，又没药物可以控制。这种焦虑可以理解，但事实就是如此。只有使门静脉压力降低，才可能缓解脾大。而降低门静脉压力的药物确实存在，比如奥曲肽通过减少门静脉血流可以降低门静脉压力，但没有研究表明门脉高压患者应用奥曲肽会使脾脏缩小，而且临床上仅对门脉高压出血者使用奥曲肽，用于止血治疗，奥曲肽不作为治疗门脉高压的常规药物使用。

以前很多医生采用脾切除术治疗门脉高压脾大患儿，但随着对儿童脾功能认知的增多，目前不建议采用脾切除术治疗门脉高压脾大患儿。因为脾脏是儿童的重要免疫器官，脾脏缺失会导致儿童抵抗力下降，有暴发重症感染的风险。尽管如此，当前有些医生依然会采用旧的治疗理念，将门脉高压患儿的脾脏切除。但脾脏切除的后果是严重的。笔者在临床中见过数例在其他医院采用脾切除术治疗的门脉高压患儿，虽然脾脏切除后血小板计数降低的情况解决了，但门脉高压症状依然存在，还是会出血。而且部分患儿在切除脾脏以后，在门静脉主干形成了血栓，最终发展成门静脉海绵样变（详见第二十二章），导致入肝血流受阻。并且，切除脾脏以后，因脾静脉栓塞，患儿不能接受选择性分流术（选择性远端脾肾分流术，即 Warren 手术），只能选择做门体分流术，后期引发肝性脑病的风险显著增加。所以，切除脾脏对于门脉高压患儿是百害而无一利的。

那么对于脾大引发的血小板计数降低，该怎么处理呢？如果血小板计数高于 40×10^9/L 可以先观察，不做处理；如果血小板

计数低于 40×10^9/L，无论有无出血均应考虑手术治疗。血小板计数在 40×10^9/L 至 100×10^9/L 之间的门脉高压患儿怎么办呢？没有好的办法，就是观察。输血也许能暂时缓解血小板计数降低的情况，但因脾大依然存在，血小板计数还会持续降低，而且输血还会导致脾大加剧，引发脾亢，进一步降低血小板计数。

第十三章　为什么会有腹水？

腹水是由于门静脉系统压力升高，导致门静脉血管渗透性增强，血管内液体物质经血管壁渗出至腹腔所致。对于肝硬化性门脉高压患儿产生腹水还可能是由于肝功能降低，引发低蛋白，胶体渗透压降低所致。门脉高压本身引发腹水的情况并不多见，其常见于门脉高压的急性发作期，即门静脉压力显著升高，且常伴有食管-胃底静脉曲张破裂出血引发的呕血症状。

在临床中，让笔者印象最深刻的是一个门脉高压伴大量腹水的患儿。他因门脉高压出血在当地医院进行保守治疗，出血情况已经好转，但腹腔积液越来越多，肚子大得像气球一样，当地医院束手无策，转来我们医院治疗。门脉高压出血后发生腹水是比较常见的情况，但腹水量这么大的较少见。分析其原因可能是门静脉压力明显升高，导致液体渗出增多；出血后经常给予液体扩容，导致晶体液（生理盐水、葡萄糖液等）输入太多，而胶体液（白蛋白、血浆等）补充不足，进一步加重了腹水。经过我们的专业治疗，这个患儿的腹水3~5天就消失了。由此可见，对于腹水的认识即使是专业的医生也未必完全清楚。

第十四章 腹水怎么治疗？

上一章笔者提到一个大量腹水的案例，如果不能及时正确地治疗，后果可能很严重。对于腹水的治疗，其实应该是专业医生的业务范围，笔者在此简单描述是为了帮助患儿家长更好地理解这个疾病，配合医生的治疗，以利于患儿及早康复。

问任何一个临床医生门脉高压腹水的治疗方案，他们可能都能答出好几条，有些甚至能把治疗的病理生理机制讲出来。那为什么还存在面对腹水的门脉高压患儿束手无策的情况？这里我们就要提到一个知识和技能的问题了。知识是我们获得技能的必备条件，但拥有知识不代表我们拥有了技能，只有"学以致用"才能称之为技能。临床医生的治疗亦是如此。

通常来说，少量的腹腔积液是不需要任何治疗的，随着门静脉压力的改善、腹腔的吸收，会逐渐好转。中等量的腹腔积液可给予相应的治疗（比如补白蛋白、口服利尿药等），这样能加快腹水吸收；亦可不治疗，可能恢复时间稍微长一些。对于大量腹水（腹腔积液深度 5 cm 以上），需要给予治疗。临床上常用的有白蛋白、血浆、利尿药，需根据水和电解质平衡的情况适量调整剂量，这是考验医生能力的关键时刻。能否把握这个度，是治疗成功与否的关键。其实大量输液对人体是一种负担，所以能让患儿进食就少输液，这是笔者认为治疗腹水很重要的一条。笔者始终认为，人体就像是一个极其精密的机器，不是脆弱不堪的，它有自我修复的能力。在临床中笔者见过太多重症患儿"死里逃生"，这让笔者坚信人体不是这么脆弱的。所以医生的治疗只是辅助，最终还是要靠人体的自我调节来修复。

当然，为了彻底解决腹水的问题，还是需要解决门脉高压，因为门脉高压是导致腹水的根本原因。

第十五章　为什么门脉高压患儿这么瘦？

在前面的章节（第十一章）中，笔者提到门脉高压患者的脾脏是个"肥胖人士"。在这一章中，笔者要说说"瘦"的问题。患儿入院后，医生通常都需要询问病情、写病历，常会问："孩子生长发育跟同龄人比有没有差别？"而门脉高压患儿家长的回答几乎一致："这孩子比别的孩子要瘦，但个头还行。"所以门脉高压患儿的体形通常是"瘦高"的。为什么会这样呢？

由于门静脉压力升高，肠壁淤血，导致肠壁对食物的吸收能力下降，门静脉血携带较少的营养物质进入肝脏，导致肝脏产生的能量物质（ATP）减少，最终影响了患儿的生长发育，导致患儿偏瘦。另一方面，无论是哪一种门脉高压（流入、流经或流出道受阻），都不可避免地会影响到肝脏的代谢功能。虽然这种影响，在常规的肝功能检查中不能被发现，但其是真实存在的。肝脏的代谢功能减弱，也不可避免地导致ATP减少，从而影响患儿的生长发育。

那为什么有些患儿身高偏高呢？虽然没有研究表明门脉高压患儿的身高较同龄正常儿童高，但笔者经常在家长中听到"他的身高还行，在同学里算比较高的"等话语。如果需要解释的话，这可能跟生长激素在肝脏的代谢减少有关。肝脏对生长激素的代谢有重要作用，90%以上的生长激素在肝脏内被降解。而前文提到的肝脏代谢功能降低，可能会导致生长激素增多，从而导致患儿身高增高。但关于门脉高压患儿的身高问题，目前没有具体的研究报道。

第十六章　怎么吃才好？

《天工开物》里有言："生人不能久生而五谷生之。"言简意赅地表明，"吃"对于人体维持生存的重要性。而门脉高压患儿"怎么吃才好？"是患儿家长最常问的问题之一。"吃"不仅是人体补充能量的唯一渠道，对于门脉高压患儿，"吃"得不对有可能引发严重后果，如出血、休克，甚至死亡。所以"吃"对于门脉高压患儿来说至关重要，不仅要维持生命，还要保护生命。

前面章节（第七章）已经提到，门脉高压的治疗最重要的是对症治疗，其中对出血的治疗是重中之重。如何吃才能避免出血是头等大事。门脉高压因存在食管－胃底静脉曲张，如果吃坚硬食物会划破曲张的静脉血管壁，引发静脉血管壁破裂出血。所以，饮食上应以软食为主，能软就尽量软，像坚果之类的坚硬食物是禁忌。其他食物只要能弄软，就可以食用，比如米饭、馒头、面条、水果等，只要到达食管和胃时是软的就可以。

解决了"吃"出血的问题。那么，怎么"吃"能改变"瘦"呢？对于爱美人士来说，怎么吃都不长肉也许是一个理想的状态。但对于门脉高压患儿来说，这却是需要扭转的情况，因为孩子年龄小，正需要补充营养长身体。前文提到"软"是首要的，其次为了增加营养，应该使饮食尽可能丰富，至少奶制品、蛋白类食物可以弄成流食或半流食给孩子食用，而水果、蔬菜亦可通过蒸煮、打磨等方式做成半流食给孩子食用。其他食物同理制作。做这些需要患儿家长付出比照料正常孩子更多的时间和精力，但为了孩子的健康，只能如此。

笔者曾经遇到一个门脉高压患儿，做完手术已经 7 年了，但她几乎每一年过春节前都会因为出血来住院，询问原因，原来是过年好吃的太多，忍不住吃了很多不好消化的食物。每年我都会苦口婆心地劝她的家长注意饮食，但收效甚微。由此可见，如何"吃"好还需要患儿家长的配合。

第十七章 出血怎么治疗？

出血是门脉高压最严重、最危险的并发症，几乎所有的门脉高压患儿的死亡均是因出血引发休克所致。出血的最直接表现就是呕吐出大量鲜血（如图21），其次为排黑便和便血。如果患儿呕血、便血或排黑便，必须立即就近到医院治疗。除非家距离医院很近，可以开车去医院，否则建议打120叫急救车去医院。

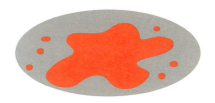

图21 呕吐鲜血

对于3岁以下患儿，可能因呕吐物较多，不能及时吐出，引发误吸导致气道堵塞、窒息或死亡。因此，谨记患儿有可能多次呕吐，应避免他们在呕吐时发生误吸导致窒息。这一点如果专业急救人员在场均能避免。若家长单独照料患儿，应使其尽量吐尽口腔内异物，或侧躺。尤其出血量较大时，应避免活动，侧躺在床上等待救援。失血量较多时，若站立，会使部分血液进入下肢血管，导致回心血量明显减少，加重休克症状；若躺在床上，可使回心血量增多。此外，躺在床上还可避免因失血量过多引发晕厥而导致的跌倒损伤。

有时会听到患儿家长问："大夫，孩子出血时吃云南白药管不管用？"面对这个问题，笔者不好对这个药物治疗上消化道出血的疗效进行评价，因为在这个药物的说明书里有治疗这类出血的表述。在笔者的临床实践中，如果出血量很少，服用云南白药确实有作用。但一般来说，门脉高压出血时量都很大，服用的药物很快就会被出的血给冲掉并随着呕血一起吐出来，没有机会发挥止血的作用，此时还是应该及时去医院进行抢救。当然，门脉高压出血的患儿吃或不吃云南白药均不会加重病情。

如有可能，收集呕吐物或排泄物，带到医院出示于接诊医生，便于其确定诊断和化验检查。如此前已确诊门脉高压的，就诊时应告知医生门脉高压诊断及当前的表现。

在医院将会为患儿做评估和检查。如果出血量少，有些不需入院治疗。但大多数情况下需在医院留观，以确保出血停止。

医生需要做以下事情：

监测血压和脉搏；

观察呕吐物和大便的颜色；

检查血常规明确失血量；

经静脉输液保持血容量稳定；

血管内给药用于止血（如奥曲肽）。

一旦患儿病情稳定，需进行内镜检查以明确出血的静脉曲张情况。还可在内镜下将药物注入曲张静脉堵塞出血的部位（硬化剂治疗），该治疗可使血液流入更深部位的静脉。其他治疗还包括套扎治疗，即在曲张静脉周围套一个环，将其收紧，使静脉萎缩。

为了减少静脉曲张破裂再次出血的机会，数周后患儿可能需要再次做内镜治疗（硬化剂治疗和/或套扎术）。在两次治疗间隔期，患儿可回家观察。

笔者曾经见过数例门脉高压患儿在出血时，家长执意带孩子乘坐高铁从外省赶到我们医院来治疗，不幸的是其中有2例在下火车就近送到医院时，已经休克死亡。其他几例虽然及时来到我们医院，但入院时已经处于休克状态，医护人员花了极大的精力才抢救成功。这些惨痛的教训提醒我们，门脉高压出血一定要及时就近救治。有些家长经常问："我们家孩子出血了，我们当地医院不会治怎么办？"笔者认为，在信息这么发达的现代社会，应该不会有这样的医院，最不济也可以输血和用些止血药物，不至于最终将命搭进去。笔者也能理解一些基层医院，面对门脉高压如此凶险的疾病，心存畏惧。但如果医生畏惧疾病，那疾病真的就会到处横行了。记得看过一部国外医生写的书，上面有这样一句话，让笔者记忆犹新："医生就是跟死神抢夺生命的职业。"希望我们每一名医生，在面对门脉高压时都能在内心发出这样的呐喊。也许你的简单的治疗，就能挽救一个可爱的生命。

第十八章 门静脉血栓能不能被移除？

门静脉血栓形成是引发门静脉梗阻，导致肝外门脉高压的重要原因。门静脉血栓形成后，能不能被移除呢？答案是不能。门脉高压被确诊时，引发门静脉梗阻的血栓通常已经固定，血栓长入周围组织内（如图 22）。这意味着血栓部位的血管需被彻底切除。这种情况下通常只能通过建立一个新的入肝通路来治疗门静脉梗阻（如 Rex 手术）。

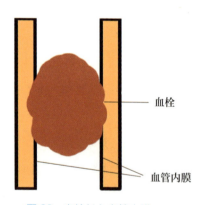

图 22　血栓长入血管内膜

门静脉梗阻的本质是门静脉血栓形成引发的门静脉入肝血流受阻，若能使门静脉血栓消融，实现入肝通路复通是避免手术、改善门静脉梗阻预后的一个新方向。尽管当前抗凝药物和溶栓药物已经广泛应用于血栓治疗，而且也收到了较好的效果，但是药物治疗仍存在较大的出血风险。另外，还存在出血致死的可能性。除此之外，很多门静脉梗阻患儿症状隐匿，若非出现脾大或上消化道出血，很难及早发现，因此也耽误了药物治疗的最佳时间，所以药物治疗门静脉梗阻的效果并不理想。

肝外门静脉梗阻是我们当前收治的门脉高压患者中重要的病种之一。几乎所有的肝外门静脉梗阻在出现门脉高压症状时其门静脉血栓已经消失，代之以门静脉海绵样变表现（如图23，详见第二十二章）。

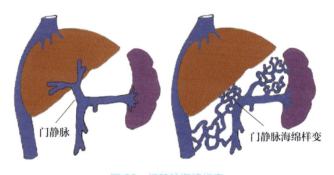

图23　门静脉海绵样变

当然对于其他疾病或手术引发的门静脉血栓并发症，通过及早发现采用介入的方法是可以尝试将血栓取出的，但亦有栓塞其他部位的风险。就在撰写这章前不久，笔者刚会诊了一例介入科治疗门静脉血栓引发门静脉梗阻的患儿。此患儿在行胆总管囊肿根治术中损伤了门静脉，导致门静脉血栓形成。门静脉血栓形成后3个月，患儿在介入科接受了血管介入治疗，取出了血栓，但笔者对比了取血栓前后的门静脉造影图像发现，虽然取血栓后肝内门静脉显影较前确有改善，但仍存在门静脉海绵样变，表明门静脉梗阻已经形成，门静脉血栓取出并没有从根本上治疗门静脉梗阻。由此可见，在门静脉梗阻不能彻底解决的情况下，取出门静脉血栓是没有意义的。介入科的医生看到笔者的这个观点也许会持反对意见，比如"血栓取出后改善了入肝血流，对门静脉梗阻有一定缓解"，但我们需要注意的是，血管介入治疗虽然微创，但其操作也不可避免地对血管造成一定损伤，另外对于时间较长的附壁血栓是不可能完全取出来的，存在很大的再次形成血栓的风险。因此，对于门静脉血栓引发门脉高压症状的患者，应采取 Rex 手术治疗（具体指征详见第三十二章）。

第十九章　门脉高压的手术指征是什么？

理论上说，门脉高压只要发生，不解除病因，是难以彻底缓解的，甚至还有可能进行性加重。通过对一些无症状的门脉高压患儿观察发现，他们大部分可能会因门脉高压引发出血，需要接受手术治疗。所以选择治疗的时机是一个重要的课题。

药物和内镜治疗虽然不能治愈门脉高压，但是可以预防出血。对于早期门脉高压，可以采用药物和内镜治疗。2017年，笔者曾在一家英国医院的小儿外科进修学习，该医院是英国最大的小儿肝胆疾病医院，其对小儿各种肝病的治疗享誉欧美。他们对于小儿胆道闭锁引发的肝硬化性门脉高压，通常采用定期内镜下注射硬化剂以预防出血的治疗方法。记得其中有位教授曾经询问笔者，我们医院对于这类患儿的治疗方法，笔者告知他，我们对于肝硬化性门脉高压出血患儿常采用Warren手术治疗。紧接着，笔者收到了一句"Crazy"的回应。至今笔者对这一幕对话记忆犹新。

对于肝硬化性门脉高压出血的患儿到底是采用保守的内镜治疗，还是采用激进的Warren手术治疗，至今国际上没有定论。但无论选择哪种治疗方法，我们治疗门脉高压的最终目的是避免出血，延长患儿生存时间，保持其肝功能稳定，延迟肝移植时间。因此对于肝硬化性门脉高压不出血者，应以保守治疗为主。对于出血者，可考虑定期内镜下注射硬化剂治疗，或采用分流手术。

在肝硬化患者肝移植指征中，门脉高压的出现是肝移植的指征之一。如果家庭条件允许，对于肝硬化性门脉高压患者应考虑行肝移植治疗。但对于家庭条件不允许或不想行肝移植者，为了延长其生存时间，提高生存质量（避免反复出血），可考虑暂行内镜下套扎术、注胶术或分流术治疗。

但需注意的是，无论是选择性分流术还是非选择性分流术，因该手术将门静脉血液分流入体循环，不可避免有引发血氨升高和入肝血流减少的情况。其中血氨升高是因为门静脉的部分血液未经肝脏处理，直接进入体循环；如果血液未经肝脏处理直接进入大脑会导致脑损伤，严重者有出现肝性脑病的风险。另外，入肝血流减少，可能进一步加重肝功能异常的情况。对于此类患者，若最终想存活下去，肝移植是唯一的选择。

门静脉梗阻性门脉高压的治疗理念有别于肝硬化性门脉高压。门静脉梗阻的患者肝功能一般正常，因此不考虑肝移植，其治疗主要是降低门静脉压力以避免出血，还有保持肝功能稳定。在不出血时，还是应以保守观察为主。对于出血者，应积极采用手术治疗。对于这种疾病，国外提出一种预防性操作，就是在还未出血时便行 Rex 手术治疗。它的理论依据是患儿年龄越小，门静脉左支通畅率越高，分流后血流速度越快，成功率越高。笔者研究亦发现，门静脉梗阻越早做手术效果越好，所以如果家长同意可采取预防性手术操作。但绝大多数门静脉梗阻患儿通常是在出现出血症状后做的手术治疗。因为手术治疗的成功率不是100%，有一定的失败率。

第二十章 门脉高压患儿是否需要提前预防？

虽然目前没有方法可以预防门脉高压的发生，但确实有方法可以预防门脉高压并发症的发生，比如出血的情况。其中最重要的事情是注意潜在的问题（如出血）和确保其他护理人员（如老师）了解患儿病情。因运动可能摔伤导致脾破裂，门脉高压患儿应避免剧烈运动。

对于血小板计数降低的患儿（低于 $50 \times 10^9/L$），应避免任何活动，因活动可能发生撞击。具体情况应经医生评估后决定。

有些药物能刺激胃肠黏膜，导致出血的风险增加（比如阿司匹林、布洛芬），门脉高压患儿应避免使用这些药物。

在此，笔者要特别提一下，很多家长对于发热情况很苦恼，因为不能用布洛芬等。从临床上，笔者建议先用清热解毒的中成药，另外最重要的是查明发热原因（是细菌感染还是病毒感染），以便对因治疗。另外，扑热息痛（对乙酰氨基酚）是一种合适的阿司匹林或布洛芬替代药物，只是需要整剂量服用，即有片的服用片剂，有胶囊的服用胶囊，不能分开服用。因为这些包装外都有保护膜，可以避免刺激胃肠黏膜，如果分开就破坏了这种保护。而对于儿童来说，常用的是滴剂，所以没有保护膜，也是不建议

第二十章 门脉高压患儿是否需要提前预防?

服用的。

那对于高热不退的,应该怎么办呢?临床上常采用冰盐水灌肠,实在不行可以采用肛栓退热药,这样可以避免刺激薄弱的胃肠黏膜引发出血。

当门脉高压确诊后,医生开具处方时,应避免使用容易引发出血的药物。

第二十一章 什么是肝外门静脉梗阻？

在前面章节笔者已经对门静脉进行了详细的讲解（详见第一章），根据门静脉与肝脏的关系，分为肝外门静脉和肝内门静脉。各种原因引发的肝外门静脉的不通畅就是肝外门静脉梗阻，引发肝外门静脉梗阻的原因很多，其中最主要的是门静脉血栓。

大多数肝外门静脉梗阻病例的病因不明。约20%的病例伴有先天畸形，该病与骨骼、心脏和颌面部的畸形有一定相关性，故肝外门静脉梗阻也可能是一种先天畸形。有些肝外门静脉梗阻发生在新生儿期，其中约12%的肝外门静脉梗阻病例与脐静脉插管有明显的关系。除此之外，新生儿脱水和感染（7%）也经常出现在肝外门静脉梗阻的病例中。另外，脓毒症（比如阑尾炎）可能会导致门静脉感染性栓塞，进而导致门静脉血栓和继发性门脉高压。门静脉周围的脓肿和肿瘤会导致门静脉梗阻，这是引发门脉高压的少见因素。总之，当前认为脐静脉插管、感染、血栓形成倾向（如抗凝血因子缺乏）和血栓形成的方式是引发肝外门静脉梗阻的重要原因。

第二十二章 什么是门静脉海绵样变？

笔者在门诊经常听到病人问："大夫，什么是门静脉海绵样变？是门静脉变成海绵（如图24）了吗？"这个问题很有意思，同时也是困扰了很多病人家长的问题。另外，"门静脉海绵样变"在超声检查和CT检查的报告中经常出现。在此笔者对"门静脉海绵样变"详细解说一下。

因肝外门静脉梗阻引发门静脉主干侧支循环形成，超声下可见门静脉侧支血管表现为"海绵样"（如图25）。因此，门静脉海绵样变是肝外门静脉梗阻的主要表现。

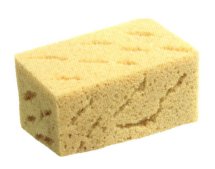

图24 海绵

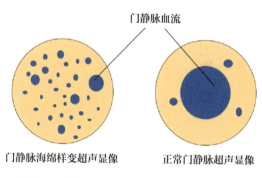

图 25　正常门静脉与门静脉海绵样变的超声显像

1869 年，Balfour 等首次描述了因门静脉曲张和门静脉血栓引发的门静脉海绵样转变（cavernous transformation of the portal vein, CTPV）。Kobrich 创造了"海绵状血管瘤"这个词来描述因大量的纤细血管走行在门静脉和小网膜区域，而出现的一种独特的海绵状现象。他也创造了"门静脉海绵血管瘤样转变"（cavernomatous transformation of the portal vein）来指代门静脉血栓性事件发生后的情况。

很多研究认为门静脉海绵样变并非先天性，通常是由门静脉感染、损伤后形成血栓而引起的。其过程大致如下：血栓形成后的数天，为缓解入肝血流减少的状态，肝十二指肠和肝结肠韧带内会生出大量迂曲的小血管网。这个过程最终导致门静脉的血管网或门静脉支流形成，其可延伸入肝内形成肝内血管瘤。流经迂曲血管网的血流速度降低、门静脉周围永久性纤维化、血液的再分配和新的血栓形成导致门静脉压力进一步升高。这一病理过程最终导致大部分门静脉海绵样变患儿发生门脉高压或食管 – 胃底静脉曲张、脾大，甚至胆道异常改变。

　　超声检查是临床上诊断门静脉海绵样变最重要的手段之一。在门静脉血栓的超声诊断中，根据疾病的进展常有以下三个阶段的表现：首先，门静脉管腔可见血栓回声；其次，能检测到血栓和小的侧支静脉；最后，门静脉海绵样变，产生较大直径的侧支循环。通过对门静脉海绵样变发生过程的超声研究发现，门静脉海绵样变主要是由重新建立的肝外门静脉系统和肝内门静脉之间的门–门侧支通道构成，从门静脉血栓发生到超声能检测到门静脉海绵样变需6~20天，门静脉海绵样变后肝外和肝内门静脉血流减少。因此，门静脉海绵样变是慢性再通的门静脉和门静脉周围的侧支静脉形成的表现。

第二十三章 患了肝外门静脉梗阻怎么办？

肝外门静脉梗阻是引发门脉高压的重要原因，但得了肝外门静脉梗阻，不一定会出现门脉高压出血。原因笔者在前面章节已经讲解了（详见第八章），在此不再重复。那么患了肝外门静脉梗阻怎么办呢？

肝外门静脉梗阻的致病特点为肝外门静脉梗阻引发门脉高压，进而导致食管-胃底静脉曲张引发上消化道出血。对于肝外门静脉梗阻的治疗策略，首先看肝外门静脉梗阻有没有引发门脉高压的症状，如果症状轻微，没有出血，脾脏不是很大，血小板计数达到 $40 \times 10^9 /L$ 以上，可以暂不考虑手术治疗。在护理过程中，注意以软食为主，避免食管-胃底静脉曲张破裂出血。另外，在药物使用方面，注意避免使用易引发出血的药物（详细的注意事项见第二十章）。但关键的是需定期复查，明确病情进展，根据病情变化决定进一步治疗方案。

若出现出血、脾大明显、血小板计数低于 $40 \times 10^9 /L$，应该选择手术治疗。既往曾采用脾肾分流术和门体分流术治疗。采用这些方法治疗后，虽然能降低门静脉压力，但同时加剧了入肝血流的减少，长期可能导致肝脏缺血引发肝功能衰竭，最终需做肝移植治疗。

1992年，一位意大利肝移植外科医生提出采用移植颈内静脉，将其搭桥在肠系膜上静脉和门静脉左支之间的方法（Rex手术）治疗肝外门静脉梗阻并获得了成功。此后该方法在治疗肝外门静脉梗阻方面得到广泛应用，由于该方法具有降低门静脉压力、恢复门静脉正常解剖结构和生理功能的作用，是治疗肝外门静脉梗阻的理想手术方法。

第二十四章　小儿肝硬化性门脉高压跟成人的一样吗？

肝硬化性门脉高压是由肝硬化导致门静脉血液入肝过程受阻，从而导致门静脉系统压力升高和侧支循环形成，继而引发的综合征。其在儿童中发病率较低，国内外报道其在男女中的发病比例约为2∶1。肝硬化性门脉高压是一种肝内门脉高压，国内外对其在小儿门脉高压中所占比例报道不一，国外有报道为28.3%，国内有报道为44%和52.1%。小儿肝硬化性门脉高压的病因和治疗手段有别于成人的。成人肝硬化性门脉高压的病因主要是慢性病毒性肝炎和代谢病所致的慢性肝病；小儿肝硬化性门脉高压的病因主要有肝炎、代谢病、胆汁淤积和先天性肝纤维化（详见第四章）。

小儿肝硬化性门脉高压的治疗手段同成人的亦有不同。治疗手段的选择方面重点需要考虑儿童的生存时间较成人的长，而且还需考虑儿童生长发育的问题。对于小儿肝硬化性门脉高压，最佳治疗方案是肝移植。但对于没有肝移植条件的患儿，为了保障其的生长发育和生活质量，最重要的是针对门脉高压引发的上消化道出血的治疗。

对于门脉高压引发的上消化道出血通常首选止血、输血等保守治疗方法，但保守治疗仅对当时的症状有所缓解，并不能改变门脉高压状态，因此上消化道出血复发是不可避免的。为了预防和治疗上消化道出血和脾亢，手术治疗是唯一的方法，其中常用的为分流术。

分流术包括非选择性分流术和选择性分流术，前者常包括门腔分流术和脾肾分流术。非选择性分流术因分流血量较大，虽然能有效降低门静脉压力，但因门静脉回肝血流量明显减少，术后引发肝性脑病和肝功能衰竭的风险明显增加。因此，为了在门静脉压力高的情况下，保证供肝血流量，选择性分流术被大多数学者采纳，该术式因保证了肠道回肝血流量，不仅保留了肝脏的解毒功能，而且也避免了因肝脏缺血引发肝功能衰竭。Warren手术即是为达到该目的而设计的（详见第三十四章）。

第二十五章 小儿肝硬化性门脉高压怎么治疗？

小儿门脉高压手术治疗的主要目的是预防和治疗食管-胃底静脉曲张破裂出血和充血性脾大引起的脾亢。目前治疗小儿门脉高压的手术方式主要有分流术、断流术和断流加分流术，其中以分流术和断流术应用最多，断流术加分流术是近几年才出现的手术方式。

小儿肝硬化性门脉高压外科治疗方法的选择应根据患儿的病因及病情来确定。

肝炎后肝硬化及胆道闭锁 Kasai 术后的患儿，通过 Child-Pugh 分级标准对其肝功能进行评估（见表1），若 Child-Pugh 评分属 A 级或 B 级，门静脉血流量无明显下降者可选择 Warren 手术或联合术，门静脉血流量明显下降者以断流术为宜；若 Child-Pugh 评分属 C 级，无肝移植条件者，为防治食管-胃底静脉曲张破裂出血，可采用贲门周围血管离断术保守治疗，不宜手术者可采用内镜下注射硬化剂等非手术治疗方法。

表 1　Child-Pugh 分级标准

项目	异常程度分数		
	1 分	2 分	3 分
肝性脑病（期）	无	1~2	3~4
腹水	无	轻度	中、重度
总胆红素 /μmol·L^{-1}	<34	34~51	>51
白蛋白 /g·L^{-1}	>35	28~35	<28
凝血酶原时间延长 /s	<4	4~6	>6

A 级：5~6 分；B 级：7~9 分；C 级：≥ 10 分。

肝豆状核变性致肝硬化者，有以下指征：脾脏中等及以上肿大；无腹水或轻度腹水；周围血象中有一项或一项以上减少，尤其是白细胞计数 ≤ 3.0×10^9/L 或（和）血小板计数 ≤ 60×10^9/L；食管 - 胃底静脉轻度至重度曲张；Child-Pugh 评分属 A 级、B 级。此类患者应尽早行脾切除及贲门周围血管离断术。一方面，脾切除及贲门周围血管离断术能迅速提高患儿的白细胞计数与血小板计数，使驱铜治疗得以继续进行，并提高患儿的抵抗力，防止继发感染；另一方面，该手术并不妨碍以后肝移植的实施，还可能因为减少上消化道出血的概率而延长等待的时间。但对于肝功能损害程度严重（Child-Pugh 评分属 C 级），经积极对症治疗仍无法改善者，手术及麻醉药物的应用容易导致肝昏迷，甚至发生死亡，是手术禁忌证。肝豆状核变性由于早期诊断困难，绝大部分患儿就诊时已进入终末期（肝硬化、肝功能衰竭），预后很差，最后多死于肝功能衰竭、上消化道出血。因此肝移植是其最根本有效的治疗方法，而门静脉分流术或断流术只是保守治疗的方法。

由于胆道闭锁Kasai术后肝硬化的发生率高达96.8%，肝硬化性门脉高压的发生率约为69.8%，肝硬化性门脉高压患者20年带自体肝生存率仅为23%，且大多数患者仍有不同程度肝硬化及肝功能异常，因此肝移植是其治疗的根本方法。

肝硬化性门脉高压患儿因肝脏病变严重致使各种术式的效果不佳，肝移植是治疗这类患儿的有效方法。对于不同病因及不同病情的肝硬化性门脉高压治疗方法的选择，还要根据具体情况及医师的经验综合分析判断，以选择最有效的方法。

第二十六章　什么是先天性门体分流？

先天性门体分流是一种罕见的门静脉畸形，其在门静脉和体循环（下腔静脉、肝静脉、髂静脉）之间存在分流。正常人在出生后这些分流是不存在的，而对于先天性门体分流的患儿，这些异常分流的存在会引发临床症状。

根据门体分流的位置不同，分为先天性肝外门体分流和先天性肝内门体分流。

先天性肝外门体分流由 John Abernethy 于 1793 年首次描述。因此，该疾病又称 Abernethy 畸形。该病发病率极低，迄今报道病例数仅 100 余例，常见于 18 岁以下的人群。由于该病罕见，关于其报道的多为个案。此种血管畸形往往引发全身血流动力学的改变和代谢异常，导致严重的并发症，包括肝肺综合征、肝性脑病、肝硬化、肝癌、心力衰竭。

先天性肝内门体分流是一种极少见的血管畸形，其异常分流常位于肝内的门静脉分支与肝静脉之间（如图 26），静脉导管未闭是其中的一种特殊类型。先天性门体分流（包括先天性肝外门体分流和先天性肝内门体分流）的发生率为 1∶30 000，而先天性肝内门体分流的发生率低于先天性肝外门体分流。先天性肝内门体分流导致一部分门静脉血液绕过肝脏直接进入腔静脉系统，可以引发半乳糖血症和胆汁酸、餐后血糖及血氨升高，严重者可导致肝性脑病。超声检查是先天性肝内门体分流诊断的重要手段之一，其中部分患儿在产前超声检查中便能发现该疾病。

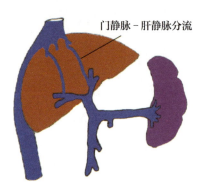

图 26　先天性肝内门体分流

第二十七章　什么是先天性肝外门体分流？

先天性肝外门体分流是先天性门体分流的一种，该病发病率极低，迄今报道病例数仅100余例。因该病罕见，导致在常见的医学书籍中很难找到对于该病的解释，大多只能在国外专业文献中查到。又因该病和门静脉相关，笔者特将其作为一个章节进行讲解。希望对该病患儿家庭有所帮助。

根据有无门静脉主干将该病分为两型：Ⅰ型表现为先天性门静脉缺如（如图27）；Ⅱ型表现为门静脉发育不良（如图28）。大多数学者认为该病与胚胎期卵黄静脉和脐静脉发育异常并连通腔静脉系统有关。另一部分学者认为门静脉发育异常首先导致门脉高压，胚胎在门脉高压的作用下继发形成肝外的门－腔静脉分流。常见先天性肝外门体分流包括肠系膜下静脉－髂静脉分流、脾静脉－左肾静脉分流和肠系膜下静脉－下腔静脉分流，还有门静脉系统血管汇入上腔静脉、奇静脉及右心房等。

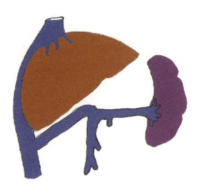

图 27　Ⅰ型先天性肝外门体分流

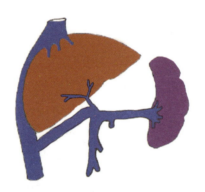

图 28　Ⅱ型先天性肝外门体分流

　　根据门体分流的血管位置，先天性肝外门体分流表现为不同的临床症状。笔者报道了 9 例肠系膜下静脉 – 髂静脉分流病例，由于肠系膜下静脉血液经髂静脉流入下腔静脉，进而引发痔静脉高压和增生，导致直肠壁出血。因此，该类型先天性肝外门体分流以便血为主要症状。1 例脾静脉 – 左肾静脉分流病例，以肝肺综合征所致的低氧血症为主要表现。先天性门体分流是导致肺动静脉瘘、肺动脉高压和高血氨性肝性脑病发生的重要原因，后者会进一步引发低氧血症。引发低氧血症的原因可能是血管活性物质未经肝脏灭活，导致肺内大量血管扩张，引起通气/血流比异常。2例门静脉主干–下腔静脉分流病例，以肝脏转氨酶升高、黄疸和高血氨为主要表现，这2例患儿年龄均较小（分别为10天和1.7岁），之所以发病较早可能与门静脉主干至下腔静脉分流量大，导致入肝血流明显减少有关。患儿因门静脉部分血液未经肝脏处理直接进入腔静脉系统，引发血氨升高。

根据不同的分型，手术治疗方法也不同。Ⅰ型因存在门静脉缺如，引发持续的肝脏供血不足，易导致肝硬化或肝癌，因此常采用肝移植治疗。Ⅱ型可采用结扎门体分流的方法增加肝脏的血供。

尽管先天性肝外门体分流不存在门脉高压症状，对其的护理不需像门脉高压那般。但对于先天性肝外门体分流Ⅱ型术后者因结扎了门体分流，导致入肝血流量增加，有患门脉高压的可能，术后需定期复查，明确有无门脉高压情况。若存在门脉高压应按门脉高压情况进行护理。

另外需要注意的一点是，结扎门体分流可能会导致门静脉血栓。因结扎以后结扎部位的血管血流停滞，结扎部位形成血栓是不可避免的。术后常规抗凝治疗，就是为了避免血栓继续发展形成门静脉血栓。在临床实践中，笔者曾见到1例肠系膜下静脉–髂静脉分流的病例，将肠系膜下静脉结扎以后，血栓逐渐长入门静脉主干，采用尿激酶溶栓联合肝素抗凝治疗 14 天，门静脉主干处血栓消失，但就如第十八章中所述，门静脉血栓一旦形成，除非切除血栓部位的血管，否则门静脉血栓将很难移除。该患儿最终形成门静脉海绵样变，但迄今除了脾大外没有出现其他门脉高压症状。

第二十八章　先天性肝内门体分流怎么治疗？

在笔者诊治的 10 余例先天性肝内门体分流患儿中，绝大部分是在产前超声检查时发现的。随着我国产前超声检查的广泛应用，以往很难发现的畸形，现在常能通过产前超声检查发现。因此，尽管先天性肝内门体分流的发病率较先天性肝外门体分流低，但因产前超声检查的应用，该疾病的诊断例数也在逐渐增加。

尽管，先天性肝内门体分流与先天性肝外门体分流均为门静脉系统向体循环系统的分流，但两者因预后不同，在治疗方面存在明显差异。大部分先天性肝内门体分流可在 2 岁以前自发闭合，国际上通常建议该类患儿首选保守治疗，定期观察。如存在肝功能异常，给予保肝治疗。定期行超声检查以明确分流情况，若分流持续减少，表明分流自发闭合的可能性增加。同时需明确血氨水平，因存在门体分流，一般会造成血氨水平升高，若血氨水平持续降低，亦表明分流有自发闭合可能。在临床中，笔者所见的产前超声检查发现的先天性肝内门体分流患儿，其就诊的主要原因多为出生后黄疸、肝功能异常和（或）血氨水平升高。既往对于此类患儿我们一般采用结扎门体分流的方法进行治疗，术后症状显著改善。但因结扎门体分流后，入肝血流量显著增加，存在肝功能失代偿的风险。近来我们对于 3 个月以内的先天性肝内门体分流患儿采用保肝利胆药物保守治疗，其中部分患儿经过治疗后，分流血管显著缩小，甚至消失，这表明对于1岁以内的患儿首先选择保守治疗是正确的治疗策略。

但对于持续存在临床症状（包括高血氨、黄疸和肝损伤）或分流量较大（一般分流量大于30%出现临床症状）的患儿需手术治疗，包括介入栓塞治疗和外科手术治疗。但具体治疗方案需专业医生进行评估后决定。

介入栓塞治疗和外科手术治疗是治疗先天性肝内门体分流的有效方法，但对于治疗方法的选择当前仍有争议。一般来说，首先选择介入栓塞治疗，但对于门体分流直径较大、长度较短的病例应选择外科手术治疗。对于具体多大的门体分流直径、多长的门体分流血管才可以行介入栓塞治疗，尚无统一意见。曾有研究报道采用介入栓塞的方法成功治疗一例14岁的静脉导管未闭（直径16 mm）患儿。另外，对于完全阻断后门静脉压力过高需分次手术的患儿应选择外科手术治疗。

根据我们的经验，外科手术治疗先天性肝内门体分流需注意：①术前测量门静脉压力和造影是手术成功的关键。通过造影不仅能够明确诊断，而且有助于明确分流的位置，使手术做到有的放矢。②将门体分流完全阻断15 min后需再次测量门静脉压力，根据门静脉压力决定是完全结扎还是部分结扎。③关于门体分流结扎部位的选择，虽然有学者指出门体分流应在靠近腔静脉系统的部位闭合，以此尽量保持最大数量的肝内门静脉分支，但亦有在靠近门静脉左支分支点处结扎治疗静脉导管未闭的报道。笔者报

第二十八章 先天性肝内门体分流怎么治疗？

道了 5 例先天性肝内门体分流病例，均在靠近门静脉肝内分支处结扎门体分流血管，术后门静脉造影和 CT 显示肝内门静脉显影较术前改善，未见门静脉血栓形成，表明该方法是可行的。另外，对于先天性肝内门体分流来说，若在靠近腔静脉系统一侧结扎将显著增加手术难度，为了充分暴露血管行肝部分切除是不可避免的，这使得手术创伤显著增加。因此，关于上文指出的门体分流应在靠近腔静脉系统的部位闭合的意见应该是适用于经颈内静脉行介入栓塞治疗的案例，而对于行外科手术治疗的先天性肝内门体分流不适用。另外，肝移植虽然也是治疗先天性肝内门体分流的一种方法，但通过上文方法的应用，当前极少有需要进行肝移植治疗的病例。

第二十九章　什么是 Rex 手术？

笔者刚在医院工作时，如果有人问："什么是 Rex 手术？"笔者肯定无言以对，因为在医学院教科书上根本没有这样一种术式。现在刚进医院的年轻医生，跟笔者当时一样，也不知道什么是 Rex 手术，为什么叫 Rex 手术。即使笔者工作多年，并且将 Rex 手术治疗小儿肝外门脉高压作为研究方向后，笔者依然不明白其为什么叫 Rex 手术。因为它的发明人不叫 Rex，而是叫 de Ville de Goyet Jean。当笔者检索了很多英文文献后，在一篇比较老旧的文章上，发现了"Rex recessus"这个词，它所指代的意思就是 Rex 手术分流入肝内的部位，这才明白 Rex 手术是以解剖部位"Rex recessus"来命名的。那么，Rex 手术到底是用来做什么的呢？

Rex 手术是治疗小儿肝外门静脉梗阻的重要手术方法。该手术通过重建门静脉入肝通道，恢复入肝血流，不仅避免了因肝脏供血不足引发的肝功能不全，又达到了降低门静脉压力、防治上消化道出血的目的（如图 29）。以下对 Rex 手术的发展进行一个简单的描述。

第二十九章　什么是 Rex 手术？

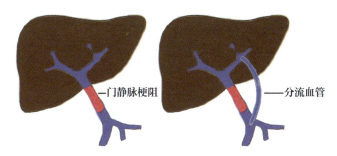

图 29　Rex 手术治疗门静脉梗阻

1992 年，de Ville de Goyet Jean 等采用移植颈内静脉、肠系膜上静脉-门静脉左支分流术治疗部分肝移植后肝外门脉高压患者，该手术通过重建门静脉入肝通道，成功缓解了肝外门脉高压的症状。此后关于 Rex 手术的不同分流方法不断有报道。根据是否需移植血管我们将 Rex 手术方式分为两类：一类为通过移植血管的方式进行 Rex 分流，另一类为不需移植血管直接进行 Rex 分流。

移植血管的 Rex 手术。该类手术通过血管移植的方式，将移植血管搭桥在门静脉梗阻部位的远肝门侧门静脉系统血管（包括肠系膜上静脉、脾静脉、胃冠状静脉和门静脉主干）与 Rex 窝内的门静脉左支之间，以达到 Rex 分流的目的。其代表手术方式为移植颈内静脉、肠系膜上静脉-门静脉左支分流术，即传统 Rex 手术。该类手术的一个共同特点是采用移植血管的方式进行肠系膜上静脉-门静脉左支分流，其成功的关键是肠系膜上静脉和门静脉左支通畅。

非移植血管的 Rex 手术（血管转位的 Rex 手术）。采用移植血管的方式进行 Rex 手术不可避免地增加了手术切口，会对移植血管部位的组织和脏器造成一定影响。比如传统手术采用移植颈内静脉的方式，不仅增加了颈部切口，术后还有发生假性脑瘤的风险。为避免该弊端，不断有报道采用非移植血管方式进行 Rex 手术，即血管转位的 Rex 手术。2012 年，我们提出采用胃冠状静脉－门静脉左支分流术治疗肝外门脉高压患儿（如图 30），该手术将扩张的胃冠状静脉在近食管裂孔处结扎离断，将其与门静脉左支吻合，实现 Rex 分流，仅一个血管吻合口，简化了手术操作，而且同时离断食管和胃底静脉，避免了术后食管－胃底静脉曲张破裂出血的出现。但该手术仅适用于胃冠状静脉扩张且有足够长度的肝外门脉高压患儿。迄今为止，我们采用胃冠状静脉－门静脉左支分流术治疗小儿肝外门静脉梗阻病例已达 100 余例，但有些患儿（约 20%）因分流血管血栓形成和分流血管狭窄导致复发，再次引起上消化道出血，而不得不再次采用手术治疗（关于 Rex 手术疗效详见第三十章）。

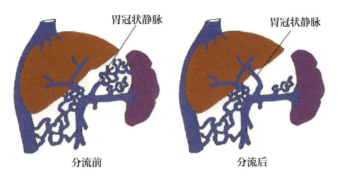

图 30　胃冠状静脉－门静脉左支分流术

由此可见，血管转位的 Rex 手术通过将门静脉系统静脉转位于门静脉左支，并与其吻合实现 Rex 分流，较血管移植的方式避免了多余的手术切口和血管游离过程，并且仅一个血管吻合口，明显简化了手术操作。但该术式要求转位血管扩张并有足够长度，因此不是每个肝外门脉高压患儿均适用。为了解决血管转位的 Rex 手术适用范围小的问题，我们创新性地提出门静脉系统血管间置、门静脉主干－门静脉左支分流术（如图31）。该手术通过移植门静脉系统静脉（肠系膜下静脉、空肠静脉或回肠静脉），将其搭桥在门静脉主干和门静脉左支之间，因分流血管选择门静脉系统血管，便于"就地取材"，避免了传统 Rex 手术的颈部切口，而且因门静脉主干与门静脉左支之间的距离较肠系膜上静脉与门静脉左支之间的距离短，所以不需要取太长的血管便可完成该手术。几乎在所有肝外门静脉梗阻患儿中均能找到合适的搭桥血管（肠系膜下静脉、空肠静脉或回肠静脉），因此其适合几乎所有的肝外门静脉梗阻患儿。

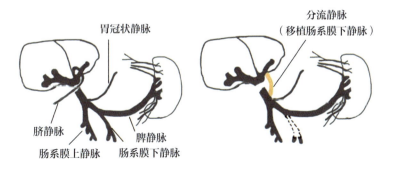

图31　门静脉主干－门静脉左支分流术

第三十章 Rex 手术疗效如何？

前一章节我们讲了 Rex 手术的原理，其通过重建入肝通道的方式治疗肝外门静脉梗阻引发的门脉高压。但大家最关心的还是手术的疗效，到底做完手术，孩子的门脉高压能不能治好？有没有并发症？会不会复发？客观地讲，任何手术都不是完美的，都不可能达到 100% 的成功率，而且毫无并发症。Rex 手术亦是如此。

该手术自 1992 年由意大利医生 de Ville de Goyet Jean 提出以来，已经开展了近 30 年。但因各医学中心手术技术、术后管理的差异，术后复发率差异较大（8%~40%）。笔者所在的首都儿科研究所普外科为国内开展该手术最早的小儿外科中心之一，截至 2020 年，已经开展了 300 余例该手术，与国外开展该手术最多的医学中心——美国芝加哥 Ann & Robert H. Lurie 儿童医院已经开展的 200 余例相比，位于世界前列。在手术数量上，我国确实位于国际前列，这可能跟我国人口基数大有关系。但手术疗效如何呢？

2013 年，美国医生 Lautz T B 等比较 65 例 Rex 手术和 16 例门体分流术治疗肝外门脉高压患儿疗效时发现，Rex 手术后上消化道出血、血小板水平、凝血功能、血清白蛋白水平和体重改善情况明显优于门体分流术，表明 Rex 手术不仅能达到缓解门脉高压、避免上消化道出血的目的，通过恢复入肝血流还有改善代谢功能的作用。笔者对改良 Rex 手术（区别于传统 Rex 手术采用颈内静脉作为搭桥血管的 Rex 手术方法）的疗效进行研究发现，改良 Rex 手术后总体上消化道再出血发生率约为 18.8%，其中门静脉主干 – 门静脉左支分流术约为 11.5%，是最佳的改良 Rex 手术方法，应作为首选的改良 Rex 手术术式。

笔者对目前世界各医学中心公开报道的有关 Rex 手术疗效进行了对比（见表 2），发现 Rex 手术后的复发率基本为 10%~20%。由此可见，Rex 手术疗效还有待提高。

表 2　世界各大医学中心公开报道的 Rex 手术疗效对比

发表时间	作者	单位	病例时间	随访时间（中位数）	病例数量	分流失败率/%
2009[1]	Krebs-Schmitt D	University Medical Center, Hamburg, Germany	—2009 年	18~146 个月（109 个月）	25	40（10/25）IJV：12
2010[2]	Sharif K	Birmingham Children's Hospital, UK	1998—2003 年	5.3~8.8 年（8 年）	29	8（2/24）
2012[3]	Luoto T	Hospital for Children and Adolescents, University of Helsinki, Finland	2002—2010 年	6 个月 ~5 年	21	6 月：0 1 年：13（2/16） 3 年：21（3/14） 5 年：31（4/13）
2013[4]	Bhat R	Ann & Robert H. Lurie Children's Hospital of Chicago, USA	1999—2009 年	0.07~111 个月（30.8 个月）	65	7（5/65）
2013[5]	Guerin F	Bicetre hospital, France	1996—2010 年	6~167 个月（55 个月）	32	19（6/32）
2017[6]	Zhang J S	Capital Institute of Pediatrics, China	2008—2016 年	1~90 个月（20 个月）	79	19（15/79）
2020[7]	Ruan Z M	The Second Hospital of Shandong University, China	2010—2017 年	6 个月	50	12（6/50）
当前	张金山，李龙	首都儿科研究所	2018—2019 年	0.8~2.7 年（1.9 年）	34	15（5/34）PP：0.9（1/11）

IJV：传统 Rex 手术；PP：门静脉主干 – 门静脉左支分流术。

[1] KREBS-SCHMITT D,BRIEM-RICHTER A,GRABHORN E,et al. Effectiveness of Rex shunt in children with portal hypertension following liver transplantation or with primary portal hypertension[J]. Pediatric transplantation,2009,13(5):540-544.
[2] SHARIF K,MCKIERNAN P,DE VILLE DE GOYET J. Mesoportal bypass for extrahepatic portal vein obstruction in children: close to a cure for most![J]. Journal of pediatric surgery,2010,45(1):272-276.
[3] LUOTO T,PAKARINEN M,MATTILA I,et al. Mesoportal bypass using a constructed saphenous vein graft for extrahepatic portal vein obstruction—technique, feasibility, and outcomes[J]. Journal of pediatric surgery,2012,47(4):688-693.
[4] BHAT R,LAUTZ T B,SUPERINA R A,et al. Perioperative Strategies and Thrombophilia in Children with Extrahepatic Portal Vein Obstruction Undergoing the Meso-Rex Bypass[J]. Journal of gastrointestinal surgery,2013,17(5):949-955.
[5] GUERIN F,BIDAULT V,GONZALES E,et al. Meso-Rex bypass for extrahepatic portal vein obstruction in children[J]. British journal of surgery,2013,100(12):1606-1613.
[6] ZHANG J S,LI L,CHENG W. The optimal procedure of modified Rex shunt for the treatment of extrahepatic portal hypertension in children[J]. Journal of Vascular Surgery: Venous and Lymphatic Disorders,2017,5(6):805-809.
[7] RUAN Z M,WU M,SHAO C C,et al. Effects of Rex-bypass shunt on the cavernous transformation of the portal vein in children: evaluation by the color Doppler ultrasonography[J]. Insights into Imaging,2020,11(1):4.

第三十一章　影响 Rex 手术疗效的因素是什么？

分流血管血栓形成和分流血管狭窄是导致 Rex 手术后复发的一个重要危险因素。笔者既往研究发现，Rex 手术后复发率约为 18%，其中复发的原因包括分流血管血栓（约 9.8%）、分流血管狭窄（约 7.4%）和肝内门静脉狭窄或闭塞（约 0.8%）。术后抗凝治疗被认为是一种有效的预防术后分流血管血栓形成的方法，尤其是对于伴有凝血机制异常的患儿（如抗凝血物质缺乏）。

当前对于 Rex 手术后分流血管血栓形成的治疗包括溶栓治疗、球囊扩张、放置支架和分流手术。笔者研究发现，Warren 手术是治疗 Rex 手术后复发的有效手术方法，效果优于再次进行 Rex 手术，保守治疗及内镜下注入硬化剂治疗仅适用于分流血管通畅的患儿，对于分流血管狭窄或闭锁者应积极采用手术治疗。但 Warren 手术因将门静脉血液分流入下腔静脉，长期会引发高血氨、肝性脑病、加重肝缺血损伤等问题，最终可能需肝移植治疗。

分流血管选择亦是决定手术成败的重要因素之一。当前关于传统 Rex 手术和改良 Rex 手术孰优孰劣的问题常在开展 Rex 手术的同行间讨论，但迄今未见两种术式的对比研究。采用颈内静脉作为分流血管的传统 Rex 手术之所以能广泛应用，得益于颈内静脉是一种优良的自体移植血管，其管径和长度符合作为 Rex 手术搭桥血管的要求，适用于血管吻合和操作。但有报道该术式会影响大脑血液回流，导致出现假性脑肿瘤的风险增加。另外，该术式增加了颈部手术切口，不美观。而采用门静脉系统静脉作为分流血管的改良 Rex 手术可避免上述两个缺点。笔者比较了本单位开展的各改良 Rex 手术的疗效，最终发现移植门静脉系统血管、门静脉主干－门静脉左支分流术是治疗小儿肝外门静脉梗阻的最佳改良 Rex 手术方法。另外，笔者在美国芝加哥跟随 Superina 教授学习期间了解到，Ann & Robert H. Lurie 儿童医院作为全世界开展 Rex 手术时间最长和数量最多的医学中心之一，虽然他们将传统 Rex 手术作为首选的手术方式，但同时也开展其他改良 Rex 手术，其中开展最多的是肠系膜下静脉－门静脉左支分流术。由此可见，两种术式并无优劣之分，只要适用于患者都是可以开展的。并且从当前报道的 Rex 手术后复发率方面，两者也无显著的差别（详见第三十章）。

其他影响 Rex 手术疗效的因素还包括既往手术史和肝内门静脉发育不良。

首都儿科研究所自 2008 年开始，开展 Rex 手术治疗小儿肝外门静脉梗阻已有 300 余例，是当前世界上开展 Rex 手术最多的医学中心之一，但仍然有 14%~18% 的复发率。因此，提高 Rex 手术治疗肝外门静脉梗阻的预后，是改善肝外门静脉梗阻治疗效果，造福广大肝外门静脉梗阻患儿的重要途径。针对以上提到的影响 Rex 手术预后的因素，笔者制订了新的治疗策略：术后规律肝素抗凝治疗，定期复查，优化分流血管选择策略等。对于 Rex

手术后复发者，多以再次手术治疗为主，其中再次 Rex 手术后的复发率约为 60%，Warren 手术后的复发率约为 20%，而保守治疗的复发率达 100%。由此可见，对于 Rex 手术后复发者当前的治疗手段疗效并不理想。尽管通过优化分流血管的选择、提高手术吻合技术和抗凝方案的应用使 Rex 手术后的复发率降低，但仍存在 14.7% 的复发率（如图 32）。因此，预防分流血管血栓形成、避免分流血管狭窄是减少复发率、提高手术疗效的关键。

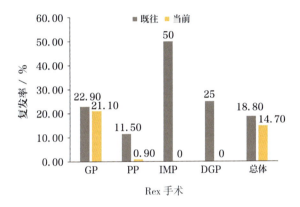

GP：胃冠状静脉 – 门静脉左支分流术；PP：门静脉主干 – 门静脉左支分流术；IMP：肠系膜下静脉 – 门静脉左支分流术；DGP：双冠状静脉 – 门静脉左支分流术

图 32　既往与当前优化治疗方案后 Rex 手术后复发率对比

第三十二章 Rex 手术什么时候做最好？

在临床上经常遇到肝外门静脉梗阻的患儿家长问："大夫，孩子什么时候做手术最好？是不是等孩子大点，血管变粗点做才好？"针对这个问题，笔者特意将其列为一章，进行讲解。

在讲做 Rex 手术时机之前，我们先了解一下肝外门静脉梗阻的手术指征（见表3），了解什么样的肝外门静脉梗阻才应该采取手术治疗。等我们了解了这些，自然而然就知道做 Rex 手术的最佳时机了。

表3 肝外门静脉梗阻的手术指征

绝对指征
药物或内镜难以控制的静脉曲张性出血
严重的脾亢
血小板计数小于 40×10^9/L
反复的并发症，包括非静脉曲张性出血或感染
症状性、药物性和难治性门体脑病
肝肺综合征
门肺高压
相对指征
症状性脾大
因脾大导致活动受限
严重的静脉曲张
对门体脑病神经认知检测异常
门脉高压性胆病
不能解释的发育迟缓

第三十二章 Rex 手术什么时候做最好？

只要符合表 3 中绝对指征的任何一项及以上者，就应该做 Rex 手术，不管患儿多大，均应该及时做手术。因为，此时不做手术，孩子随时可能因门脉高压并发症而死亡。迄今为止，我们开展的 Rex 手术，患儿最小年龄为 3 个月。Superina 等通过研究 Rex 手术分流血管血流量和手术时年龄的关系发现，分流血管血流量与手术时年龄呈负相关关系。因此，推迟手术年龄以此希望病情改善并不是一个成功的治疗策略，而且有可能失去成功行 Rex 手术治疗的机会。

当然不是所有的患儿均能成功做 Rex 手术。2006 年，Superina 等制订了肝外门静脉梗阻的外科指导，其中对 Rex 手术的应用前提条件进行了详细阐述，包括：①术前肝功能检查（必要时行肝活检）排除重要的肝疾病，包括肝纤维化或肝硬化。②肝内门静脉通畅，术前可行腹部超声、增强 CT 或 MRI 明确诊断，术中行脐静脉造影明确，若以上方法均未明确肝内门静脉是否通畅，可手术探查 Rex 窝内的脐静脉，最终明确肝内门静脉通畅与否。③通畅的肠系膜上静脉和颈内静脉（行传统 Rex 手术者）。④术前血液学检查，包括血常规和明确血液高凝状态的检查（包括凝血因子 V 基因突变、MTHFR 基因突变、促凝血因子基因突变和肝脏依赖性凝血因子缺乏），术前血液高凝状态可能增加术后分流血管血栓形成的风险，但并非 Rex 手术禁忌证。肝脏依赖性凝血因子缺乏（如蛋白 C、蛋白 S 和抗凝血酶 Ⅲ 缺乏）通常是由肝外门静脉梗阻所致，而非导致肝外门静脉梗阻的病因，Rex 手术恢复入肝血流有利于改善凝血因子缺乏状态。⑤ Rex 手术应作为治疗小儿肝外门静脉梗阻的首选术式，患儿年龄和体重不应作为 Rex 手术的禁忌证，并且内科保守治疗（包括内镜下食管 – 胃底曲张静脉套扎术）不应作为取消、替代或延迟手术治疗的理由。

除此之外，关于改良 Rex 手术的适应条件，笔者曾做过报道，包括：①通畅的分流血管，血管直径大于 5 mm；②合适的分流血管长度，可实现无张力吻合；③通畅的门静脉左支和分流血管起始部（针对血管转位的 Rex 手术）；④术中门静脉系统造影有利于为分流血管的选择提供指导。在临床实践中，绝大多数患儿均能成功行 Rex 手术，极少数存在因为门静脉左支狭窄或闭锁导致不能做 Rex 手术的情况。

预防性 Rex 手术是指对于没有出现上消化道出血症状的肝外门静脉梗阻患儿行 Rex 手术，该部分患儿的指征符合肝外门静脉梗阻手术指征中相对指征的任何一项及以上（见表 3）。当前对于没有任何症状，仅影像学诊断为门静脉海绵样变的患儿，多采用观察随访的措施，较少采用手术治疗。

第三十三章　做完 Rex 手术后还需要做肝移植吗？

Rex 手术仅适用于肝外门静脉梗阻导致的门脉高压患儿。而肝外门静脉梗阻者肝功能一般正常，无肝硬化表现，因此一般不需做肝移植。如果 Rex 手术分流血管通畅，重建了门静脉入肝通道，恢复了入肝血流，肝脏的代谢功能等都将得到恢复，患儿基本跟正常儿童无差别。在这种情况下，没有做肝移植的必要。

那么什么情况下应该做肝移植呢？若肝外门静脉梗阻持续存在，且未采取有效治疗，即入肝血流未恢复，肝脏长期处于缺血状态，最终将导致肝功能衰竭，需进行肝移植治疗。但迄今在笔者诊治的患儿中，未有因肝外门静脉梗阻行肝移植治疗的案例。但笔者在开展肝移植的其他医学中心进修时见过类似的案例，一名患儿行 Rex 手术后未成功，术后反复出血，无其他有效治疗手段，最终选择了肝移植治疗。其实即使 Rex 手术未成功，还可以选择 Warren 手术治疗，以避免上消化道出血，提高生存质量。在临床中，笔者迄今未见 Warren 手术治疗的肝外门静脉梗阻病例，因肝功能衰竭需行肝移植的情况。从做 Warren 手术开始到肝功能衰竭需要很长的时间。而肝移植也并非一劳永逸的治疗手段，虽然目前肝移植的 5 年成功率达 90% 以上，但首先高昂的花费不是每个家庭都能承受的，其次即使有足够的财力，后期也需终身服用抗排异反应药物。但"是药三分毒"，抗排异反应药物因具有显著的抑制免疫作用，长期服用不可避免会对机体免疫功能造成损害。因此，笔者建议除非肝功能出现失代偿状态，一般还是带自体肝生存为好。

第三十四章　什么是 Warren 手术？

分流术是当前治疗门脉高压的主要手术方法。分流术主要有门体分流术、脾肾分流术及选择性分流术。门体分流术分流量大，回肝血流量减少，术后易发生肝性脑病和肝功能衰竭。脾肾分流术因脾肾静脉之间压力差较小，易发生吻合口栓塞。为了在门静脉压力高的情况下，保证供肝血流量，选择性分流术被大多数学者采纳，该术式因保证了肠道回肝血流量，不仅保留了肝脏的解毒功能，而且也避免了因肝脏缺血而引发的肝功能衰竭（术后肝脏血流量减少不可避免，但较门体分流术和脾肾分流术要少）。

1967 年，Warren 提出选择性远端脾肾分流术（即 Warren 手术），该术式保留了脾脏，避免脾切除后特有的严重败血症，术后明显降低了脾静脉系统的压力，保留了肝脏的门静脉灌注（如图 33）。Warren 手术因可以在教科书上查到，所以医学生对它不会像对 Rex 手术那么陌生。

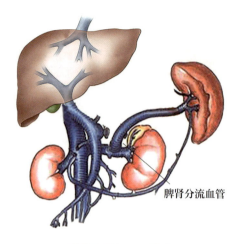

图 33 Warren 手术

Warren 手术采用远端脾肾分流,一方面使脾静脉系统的压力降低,脾亢得到缓解;另一方面,保证入肝血流的充足。在肠系膜下静脉左侧离断脾静脉,使结肠的静脉血回流到肝脏,保留了胆汁酸的肠肝循环和肝脏对结肠吸收毒素的解毒作用。

Warren 手术因分流血管管径较粗,术后较少出现分流血管血栓和狭窄情况,因此成功率较高。但其远期因门体分流,仍存在血氨水平升高的问题。所以在治疗门脉高压的所有术式中,没有一种是完美的,其唯一目标就是降低门静脉压力,避免上消化道出血。在分流血管通畅的情况下出现的其他并发症通常可采用药物保守治疗。若药物治疗无效,引发肝性脑病,肝移植是唯一的选择。

第三十五章 出现分流血管狭窄怎么办？

分流血管狭窄是导致分流手术（Rex 手术和 Warren 手术等）术后复发的一个重要原因。首先，什么是分流血管狭窄？分流血管狭窄是指分流血管较手术时直径缩窄，一般发生于吻合口处，即搭桥血管和门静脉左支（或脾静脉与肾静脉）相吻合的部位。因为该部位需手术缝线缝合，可能出现瘢痕，引发狭窄。我们很多人都有皮肤受伤的经历，皮肤划伤后，如果伤口比较深，愈合后在划伤部位会出现瘢痕。其实血管吻合口（如图 34）也是这样，也可能出现瘢痕。而瘢痕组织比正常组织弹性差，不能像正常血管一样可随血流扩张和收缩，因此就出现了狭窄。

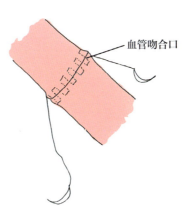

图 34　血管吻合口

分流血管狭窄会有什么表现呢？如果狭窄不明显，门静脉血流能正常通过，可不出现任何症状。如果狭窄明显，血流不能正常通过，就会出现门脉高压症状。早期表现为食管－胃底静脉曲张不缓解，脾大不缓解，如果这种情况持续存在，症状就会越来越重，最终以食管－胃底静脉曲张破裂出血为主要表现。

出现分流血管狭窄怎么办呢？一般来说，如果不出现任何症状可以不做任何处理。如果食管－胃底静脉曲张不缓解或脾大继续加重，可以行血管介入手术：在X线下，将导丝插入分流血管，首先注入造影剂明确分流血管狭窄的位置和程度，对于较小儿童（12岁以下）可行球囊扩张术（如图35），对于较大儿童（12岁以上）可放置血管支架。这主要是因为较小儿童的血管随着年龄增大而生长，若此时放置支架，待血管增大后，支架会导致血管相对狭窄，进一步引发血管狭窄。而对于12岁以上儿童，血管基本已经定型，不会再明显生长，此时可以放置支架将狭窄部位撑开。若以上血管介入手术不成功，就得再次手术治疗。理想的方法是将狭窄部位切除再重新吻合，若此方法不成功只能再另外选择其他分流血管，重新做分流手术。

第三十五章 出现分流血管狭窄怎么办?

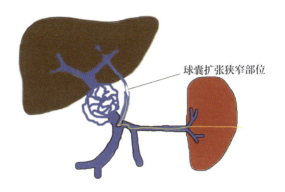

图 35 球囊扩张狭窄部位

但需要明确的一点是,再次手术后的分流血管狭窄风险较第一次手术后更高,因为再次手术缝合依然有可能形成瘢痕导致分流血管狭窄。

那有没有什么方法可以预防分流血管狭窄呢?血管吻合术后常规给予抗凝治疗,目的就是保持血管通畅,避免血栓形成。但该方法仅对因血栓原因引发的血管狭窄有效,对于因血管因素(比如血管回缩)或瘢痕因素导致的血管狭窄无效。另外,当前对于导致分流术后分流血管狭窄的具体原因和机制依然处于未知状态,未来还需要进一步研究明确。

目前对于治疗分流血管狭窄有效的策略就是定期复查,明确分流血管情况,若发现狭窄及时进行有效的治疗,以避免病情进一步加重形成血栓。如果血栓形成了怎么办?下一章我们将讲解分流血管血栓形成后的处理方法。

第三十六章　分流血管血栓形成后怎么办？

导致分流手术后复发的另外一个原因是分流血管血栓形成。万一形成血栓怎么办？能不能通过药物治疗？在临床上分流血管血栓形成时一般患儿没有任何症状，所以很难及时发现，绝大多数是在复查时做超声和腹部增强 CT 发现的。到目前为止，笔者仅见过 1 例在 Rex 手术后 3 天内发现分流血管血栓形成的案例。这 1 例患儿在做完 Rex 手术后腹胀明显，连续 2 次超声检查均未见分流血管，再次复查腹部增强 CT 时见分流血管内有低密度灶，怀疑有血栓形成，并且患儿腹水明显，状态不是很好。最终考虑为分流血管血栓形成，术后 3 天及时行手术治疗，手术中发现分流血管血栓形成，再次手术顺利，术后恢复良好。除此之外，其他分流血管血栓形成的过程比较隐蔽，所以很难及时发现。

有报道采用肝素抗凝治疗能有效治疗门静脉血栓，但对于分流血管血栓形成的情况，未见采用药物治疗成功的案例。由此表明，一旦分流血管血栓形成很难用药物治疗。这是因为药物治疗的原理是通过输液的方式，将抗凝或溶栓药物注入分流血管部位，若分流血管血栓形成（如图 36），便堵塞了分流血管，药物很难进入血管发挥作用。

第三十六章　分流血管血栓形成后怎么办？

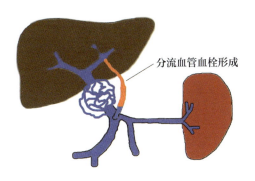

图36　分流血管血栓形成

分流血管血栓形成后怎么办呢？只能采用手术治疗，别无他法。前文笔者已经描述了影响Rex手术疗效的因素（详见第三十一章），可知总有一部分患儿术后因分流血管血栓形成而导致复发。当前术后采用肝素抗凝治疗已经是常规的方法，其原理就是避免分流血管血栓形成。但当前医学界对于Rex手术的抗凝方案意见不统一，关于Rex手术抗凝治疗的争议主要包括抗凝治疗时机（术前、术中、术后）、抗凝药物使用剂量、抗凝药物选择、抗凝治疗持续时间等。每个开展Rex手术的医院的抗凝方案不尽相同，多为其常规方案，未见统一的研究报道。美国芝加哥Ann & Robert H. Lurie儿童医院移植外科采用术中一次性给予肝素100 U/kg，或持续给予肝素使活化凝血时间达到180 s，术后肝素抗凝3天，此后口服波立维（硫酸氢氯吡格雷）至术后6个月的抗凝方案。然而，术中抗凝治疗有增加术中出血的风险，术后恢复期口服波立维可能刺激胃黏膜（即使同期口服磷酸铝凝胶）诱发消化道出血。通过借鉴该方案，在临床实践中我们采用肝素静脉抗凝 7 天和波立维口服 6 个月的方法进行抗凝治疗，发现该方案能有效减少术后复发率，尤其在保持分流血管通畅方面具有显著作用。

第三十七章　如何选择手术方法？

门脉高压患儿如何选择一种有效的手术方法，是决定治疗效果的关键。这不仅是患儿家长关心的问题，也是每个门脉高压外科医生所需要解决的问题。

肝内门脉高压（肝硬化性门脉高压）。肝脏问题引发的门脉高压应根据患者的病因来选择：①肝硬化早期、肝功能无衰竭者，应首选 Warren 手术治疗，以降低门静脉压力，避免食管－胃底静脉曲张破裂出血，提高患者的生存质量，延长患者的寿命。而贲门周围血管离断术、内镜下食管曲张静脉套扎术和硬化剂局部注射等可作为预防和治疗食管－胃底静脉曲张破裂出血的暂时性手段，但不应作为一种长期的治疗性手术方法。②针对肝硬化晚期和肝功能衰竭者，肝移植是唯一有效的治疗方法。

肝外门脉高压。肝外门静脉梗阻引发的门脉高压应首选 Rex 手术治疗，对于没有合适分流血管或门静脉左支闭锁者，可选择 Warren 手术治疗。并非所有的肝外门静脉梗阻患儿都可成功采用 Rex 手术治疗。行 Rex 手术的前提是：①门静脉左支血管通畅；②合适的搭桥血管。对于搭桥血管的选择，在临床实践中总能找到一条合适的血管做搭桥，这不用担心。但是对于门静脉左支的通畅与否就由患儿本身决定了，一般来说患儿年龄越大，门静脉左支通畅的概率越小。所以对于 Rex 手术，患儿越早做越好。对于不能做 Rex 手术的患儿，只能做 Warren 手术来缓解门脉高压的状况，但因肝外门静脉梗阻引发的入肝血流量减少的问题没有解决，可能最终会因肝功能衰竭而需做肝移植。

那么做完 Warren 手术后多长时间会出现肝功能衰竭而需做肝移植呢？这个可能需要很长时间，可能是 10 年，也可能终生都没有出现肝功能衰竭，不需做肝移植。目前为止，在我们治疗的患者里因肝外门静脉梗阻行 Warren 手术者最长已经 13 年，至今没有肝功能异常的情况出现。

第三十八章 门脉高压手术后家庭护理应注意哪些方面？

手术后经常有患儿家长问出院后应该如何护理患儿。在此笔者对这个问题进行详细解答，希望对他们有所帮助。

首先，饮食方面，依然坚持吃软的食物。笔者建议手术后 1 个月内都以米粥、面条、煮烂的青菜为主，有些时候孩子可能不愿意吃，可以添加一些肉糜或蛋羹。切记不要吃过多肉类、奶类或凉的水果，因为术后胃肠功能脆弱，进食过多不易消化的食物容易导致胃肠不适，如果诱发呕吐可能再次导致食管-胃底静脉破裂出血。手术后 1 个月，复查完没有问题后，可以逐渐增加一些肉、蛋、奶和水果等营养丰富的食物，但还是应该弄软，避免坚硬食物划伤食管和胃黏膜。此后基本终生坚持以软食为主。

其次，运动方面。刚做完手术 1 个月内基本不能做任何剧烈的运动，比如跑跳之类的。基本就是在室内走一走。1 个月后可以适量运动，比如在公园散步，但不能跑跳。那什么时候能做剧烈的运动呢？这主要取决于脾大的情况。若脾脏明显缩小，在肋下 2 cm 以内，基本可选择接近正常儿童的运动方式，因为此时不怕撞击导致脾破裂。若脾脏较大，仍应以限制运动为主，散步或稍快地走是可以的，但对于剧烈的运动（比如跑步或打篮球、踢足球等多人运动）是应该避免的。对于脾脏巨大的，仍应避免活动。

再次，药物方面。若出院时肝功能仍存在异常，应继续口服保肝药物治疗，2周后复查肝功能，根据肝功能情况决定是否继续治疗。对于退热药物的使用问题：退热药物会刺激胃肠黏膜，增加出血的可能性（比如阿司匹林、布洛芬），门脉高压患儿应避免使用（见第二十章）。

什么时候能上学？经常会有家长问这个问题。一般来说，术后1个月复查没有很大的问题，就可以去上学了，但需要向老师交代清楚患儿的情况，并嘱托老师注意观察患儿有无出血的情况，若发生出血应及时拨打急救电话送医院抢救。另外，要根据患儿脾脏的大小和血小板计数的情况来决定运动的强度，这也应跟学校老师交代清楚，避免不必要的损伤。

最后，就是复查了。复查是门脉高压手术后的重要环节。只有经过复查才能判断手术成功与否及恢复情况，从而决定患儿饮食、运动、上学等情况。以往很多家长不重视复查环节，等患儿复发了才来医院再次就诊。这类患儿因不能及早发现问题，所以耽误了治疗的最佳时机。不过目前，越来越多的家长重视复查，对于术后的问题均能及时发现，并采取有效的治疗措施。

第三十九章 门脉高压手术后复查应注意哪些方面？

虽然对于结果的评估是医生的执业范畴，但对于患儿家长来说也不应该一无所知。一般来说，门脉高压手术后复查的最主要内容是超声检查和CT检查，以评估分流血管通畅的情况。既然超声检查和CT检查均能评估分流血管的情况，为什么不做一项就行呢？在此笔者需要讲一点超声检查和CT检查的区别。在观察血管方面，超声检查是通过仪器发出超声波，利用组织回声的原理在仪器上进行成像，最终进行观察。超声检查能够清晰地判断血流方向和血流速度，这是CT检查不能完成的。但超声检查因受执行超声检查的医师的经验和技术的限制，有时得出的结论差异很大。为了弥补这一点，需要做增强CT检查来配合。增强CT检查是通过血管输入造影剂后，在不同时间段对动脉和静脉进行成像，经过计算机处理可以清晰地显示脏器和血管的结构（此外仅仅是组织的结构，而非如超声检查能动态地观察血流的运动），专业医师通过观察成像的图片就能判断组织的情况。因此，临床上采用超声检查和CT检查相结合的方式评估分流血管的情况，包括分流血管的通畅与否、血液流速和血管直径。

除此之外，还需完成一些血液学检查，包括血常规、血生化、凝血功能和血氨检查。血常规检查主要观察血红蛋白、白细胞、红细胞和血小板情况，评估有无脾亢和贫血。血生化检查主要观察肝脏转氨酶的情况，判断有无肝损伤，需不需要进行保肝治疗。凝血功能检查是为了判断凝血情况，因为分流术后患儿常规服用抗凝血药物半年，所以需进行此项检查以评估抗凝血药物的药效和是否需要调整剂量。血氨检查一般用于 Warren 手术的术后评估，因为 Warren 手术后有导致血氨水平升高的风险。

还需做上消化道造影检查，这是为了明确食管-胃底静脉曲张情况，并同术前的情况做对比，判断门脉高压缓解情况。但很多患儿术后 1 个月依然会存在食管-胃底静脉曲张情况，可见其缓解有一个过程。这就是患儿术后依然需要坚持食用软食的主要原因。笔者曾见过数例术后食管-胃底静脉曲张破裂出血的患儿，但检查分流血管均是通畅的。

另外，抗凝药物刺激胃黏膜亦有诱发出血的风险，所以一般同时口服奥美拉唑肠溶片等保护胃黏膜药物进行治疗。

一般复查多长时间就不用复查了呢？正常来说，一般连续复查 5 年，患儿均显示良好，就不需再连续复查了，可间隔 3~5 年复查一次。这种情况一般意味着出现分流血管狭窄和形成血栓的可能性极低。

附录　门脉高压手术后指导

该手术指导是我们给患者做完手术后，出院时发给患者指导术后护理和复查用的。在此处列出该指导，希望对做完分流手术后的患者有所帮助。该指导内容中所列的检查项目仅作为参考，具体以医院的要求为准。

1. 出院后饮食。以软食物为主，忌坚硬食物，适当添加含纤维素食物，避免大便干燥。

2. 出院后服用药物。有肝功能损害患儿口服复方甘草酸苷片（每次1片，每日3次），每2周复查血生化，如肝酶指标正常，继续服用1周后停药，此后每3个月复查血生化，如肝酶升高，口服复方甘草酸苷片直至肝酶指标正常。

3. 出院后服药注意事项。发热时尽量以物理降温为主，避免使用口服及静脉退热药，如持续38.5 ℃以上需服用退热药，最好在医生嘱托下服用。如有呕血、黑便表现请及时就医。

4. 出院后复诊检查项目。

（1）血液检查项目：血常规、血生化全项（早晨空腹检查）、凝血功能、血氨。

（2）腹部常规B超：观察肝脏大小，有无纤维化、硬化；脾脏大小（长径、厚度）；门静脉直径。

（3）门静脉系统血管 B 超：观察血管直径，血流速度、方向、压力（包括门静脉主干及左右支、分流血管、脾静脉）。

（4）腹部增强 CT：观察肝脏、脾脏大小，门静脉系统血管和分流血管的直径，门脉血管三维重建。

（5）上消化道造影：了解食管－胃底静脉曲张恢复情况。

（6）生长发育情况：每 6 个月测量一次身高、体重，并详细记录（可在家测量，复诊时带来）。

5. **出院后复诊注意事项**。出院后 1、3、6 个月来本院复诊，此后每半年来院复查 1 次。病情如有变化，随时复诊。

参考文献

张金山，陈兴海，李龙，等，2020．外科结扎门体分流治疗 12 例Ⅱ型 Abernethy 畸形的疗效分析 [J]．中华普通外科杂志，35（10）：792-796．

张金山，侯文英，李龙，等，2014．Warren 手术治疗小儿门脉高压症 50 例分析 [J]．临床小儿外科杂志，13（1）：26-29．

张金山，侯文英，李龙，2019．小儿肝外门静脉高压术中门静脉造影表现及其相关因素的探讨 [J]．中华小儿外科杂志，40（8）：697-702．

张金山，李龙，2017．实验用高压注射泵在小儿门脉高压术中门脉造影中的应用 [J]．北京医学，39（3）：311-312．

张金山，李龙，2017．改良 Rex 手术治疗小儿肝外门静脉高压的疗效及最佳方法探讨 [J]．中华小儿外科杂志，38（8）：585-590．

张金山，李龙，2017．Rex 手术治疗小儿肝外门静脉高压的应用进展 [J]．中华小儿外科杂志，38（8）：636-640．

张金山，李龙，2017．Rex 术后再发生上消化道出血的治疗策略探讨 [J]．中华小儿外科杂志，38（9）：676-680．

张金山，李龙，2017．探讨 Rex 术后分流血管增粗现象及其对预后的影响 [J]．中华小儿外科杂志，38（11）：836-840．

张金山，李龙，2019．小儿门静脉高压手术治疗新进展[J]．临床小儿外科杂志，18（12）：989-993．

张金山，李龙，2019．Rex 手术治疗胆总管囊肿术后门静脉海绵样变的应用研究[J]．临床小儿外科杂志，18（12）：1004-1008，1013．

张金山，李龙，陈兴海，2020．先天性肝内门体分流五例的外科治疗经验[J]．中华外科杂志，58（12）：951-955．

张金山，李龙，陈震，等，2019．肝外门静脉梗阻对抗凝血因子水平的影响[J]．中华小儿外科杂志，40（2）：163-166．

张金山，李龙，侯文英，等，2015．保留脾脏的脾静脉近端-门静脉左支分流术治疗小儿肝外门静脉高压[J]．中华小儿外科杂志，36（04）：278-281．

张金山，李龙，侯文英，2018．蛋白 C、蛋白 S 和抗凝血酶Ⅲ与 Rex 手术预后的关系研究[J]．中华小儿外科杂志，39（10）：734-738．

张金山，李龙，李颀，等，2016．移植血管间置、门静脉主干-门静脉肝内左支分流术在治疗小儿肝外门静脉高压中的应用[J]．中华小儿外科杂志，37（9）：682-686．

张金山，李龙，李颀，等，2016．蛋白 C、蛋白 S 和抗凝血酶Ⅲ与小儿肝外门静脉高压的关系研究[J]．中华小儿外科杂志，37（11）：810-814．

张金山，李龙，李颀，等，2017．腹腔镜下远端脾肾分流术治疗儿童门静脉高压症的初步应用[J]．中华外科杂志，55（2）：

156-158.

张金山，李龙，刘树立，等，2014．胃冠状静脉－门静脉左支分流术治疗小儿肝外门静脉高压[J]．中华小儿外科杂志，35（10）：779-782．

张金山，李龙，刘树立，等，2015．小儿肝外门静脉高压Rex术后门静脉高压复发的临床分析[J]．中华小儿外科杂志，36（12）：894-897．

ZHANG J S, LI L, 2020. Imaging features and clinical relevance of portal venous systems shown by extrahepatic portal angiography in children with extrahepatic portal venous obstruction.[J]. Journal of vascular surgery: Venous and lymphatic disorders, 8(5):756-761.

ZHANG J S, LI L, 2020. Surgical ligation of a portosystemic shunt for the treatment of type II Abernethy malformation in 12 children[J]. Journal of Vascular Surgery:Venous and Lymphatic Disorders, 9(2): 444-451.

ZHANG J S, LI L, 2020. Laparoscopic ligation of portosystemic shunt for the treatment of congenital intrahepatic portosystemic shunt in one newborn infant[J]. Pediatric surgery international, 36(12):1501-1506.

ZHANG J S, LI L, CHENG W, 2016. A New Procedure for the Treatment of Extrahepatic Portal Hypertension in Children: Portal Cavernoma-Rex Shunt with Interposition of Grafted Portal Vessel[J]. Journal of the american college of surgeons, 222(6):e71-e76.

ZHANG J S, LI L, CHENG W, 2017. The optimal procedure of modified

Rex shunt for the treatment of extrahepatic portal hypertension in children[J]. Journal of Vascular Surgery: Venous and Lymphatic Disorders, 5(6):805-809.

ZHANG J S, LI L, CHENG W, 2018. Postoperative enlargement and prognostic effects of portal venous bypass grafts in children undergoing Rex shunt.[J]. Journal of vascular surgery: Venous and lymphatic disorders, 6(6):742-747.

ZHANG J S, LI L, CHENG W, 2018. Surgical treatment for rebleeding caused by bypass failure after Rex shunt: re-Rex shunt or Warren shunt?[J]. Pediatric surgery internationa, 34(5):521-527.

ZHANG J S, LI L, HOU W Y, et al, 2015. Spleen-preserving proximal splenic-left intrahepatic portal shunt for the treatment of extrahepatic portal hypertension in children.[J]. Journal of pediatric surgery, 50(6):1072-1075.

ZHANG J S, LI L, LIU S L, et al, 2012. Gastroportal shunt for portal hypertension in children.[J]. Journal of pediatric surgery, 47(1):253-257.